Markus Wiesenauer
Rheumatologisch-orthopädische
Praxis der Homöopathie

Mit freundlicher Empfehlung

DEUTSCHE HOMÖOPATHIE-UNION
DHU Arzneimittel GmbH & Co.
7500 Karlsruhe 41

Rheumatologisch-orthopädische Praxis der Homöopathie

Markus Wiesenauer

 Hippokrates Verlag Stuttgart

CIP-Titelaufnahme der Deutschen Bibliothek

Wiesenauer, Markus:
Rheumatologisch-orthopädische Praxis der Homöopathie/
Markus Wiesenauer. – Stuttgart: Hippokrates-Verl. 1989
    ISBN 3-7773-0938-9

Anschrift des Verfassers:

Dr. med Markus Wiesenauer
In der Geiß 8
7056 Weinstadt 5

Wichtiger Hinweis

Medizin als Wissenschaft ist ständig im Fluß. Forschung und klinische Erfahrung erweitern unsere Kenntnisse, insbesondere was Behandlung und medikamentöse Therapie anbelangt. Soweit in diesem Werk eine Dosierung oder eine Anwendungsweise erwähnt wird, darf der Leser zwar darauf vertrauen, daß Autoren, Herausgeber und Verlag größte Mühe darauf verwandt haben, daß diese Angabe genau dem **Wissensstand bei Fertigstellung** des Werkes entspricht. Dennoch ist jeder Benutzer aufgefordert, die Beipackzettel der verwendeten Präparate zu prüfen, um in eigener Verantwortung festzustellen, ob die dort gegebene Empfehlung für Dosierungen oder die Beachtung von Kontraindikationen gegenüber der Angabe in diesem Buch abweicht. Eine solche Prüfung ist besonders wichtig bei selten verwendeten Präparaten oder solchen, die neu auf den Markt gebracht worden sind. Geschützte Warennamen (Warenzeichen) werden nicht besonders kenntlich gemacht. Aus dem Fehlen eines solchen Hinweises kann also nicht geschlossen werden, daß es sich um einen freien Warennamen handele.

ISBN 3-7773-0938-9

© Hippokrates Verlag GmbH, Stuttgart 1989

Printed in Germany 1988
Satz: Fotosatz Sauter, 7334 Süssen
Druck: Clausen & Bosse, 2262 Leck
Schrift: 9/10,5 Times (Berthold)

Inhalt

Vorwort

Umfragen bei Ärzten und Patienten wie auch vereinzelt durchgeführte kontrollierte Untersuchungen belegen, daß homöopathische Arzneimittel durchaus bei rheumatologisch-orthopädischen Krankheitsbildern erfolgversprechend eingesetzt werden können; letztlich ist dies eine weitere Bestätigung für die 200jährige Empirie.

Wenngleich das vorliegende Buch zwangsläufig keinen Anspruch auf Vollständigkeit erhebt, so soll doch die Homöotherapie rheumatologischer Erkrankungen didaktisch aufgearbeitet und methodisch nach heutigem Standard dargestellt werden.

Neben einer regen Diskussion würde sich der Verfasser vor allem wünschen, daß die Publikation auch Impulse für wissenschaftliche Arbeiten vermittelt.

Dem Hippokrates Verlag danke ich für die Auflage dieses zweiten Buches »Praxis der Homöopathie«.

Sommer 1988   *Markus Wiesenauer*

Homöotherapie in der Rheumatologie und Orthopädie

Die Konzeption des Buches setzt diagnostische und klinische Erfahrungen voraus. Der Aufbau wurde in Anlehnung an die rheumatologische Nomenklatur so gewählt, daß auch bei wenigen Vorkenntnissen in der Homöotherapie eine Anwendung solcher Präparate möglich ist. Besprochen werden in der Praxis häufig vorkommende Krankheitsbilder der Rheumatologie; einige orthopädische und traumatologische Anwendungsmöglichkeiten für Homöopathika wurden ebenfalls mit aufgenommen. Der Anspruch der Homöotherapie ist als Erweiterung der üblichen Behandlungskonzepte zu verstehen, nicht aber pauschal als Alternativ-Therapie. Die Überlegung für eine Anwendung der Homöotherapie bezieht sich auf die überwiegend empirischen Beobachtungen, daß gerade längerfristig stärker wirksame Medikamente eingespart werden können. In entsprechenden Fällen kann dies dennoch ein gleichzeitiges Therapieren mit chemisch-synthetischen und homöopathischen Arzneimitteln bedeuten, wobei der prinzipielle Stellenwert der physikalischen Behandlung unbestritten bleibt. Im übrigen lassen sich bei gegebener Indikation neben einer homöopathischen Behandlung andere Naturheilverfahren ebenfalls adjuvant einsetzen (vgl. Literaturhinweise).

Der homöopathische Therapieansatz basiert auf der Ähnlichkeitsregel, wonach das Arzneimittelbild (Pharmakodynamik) und das Krankheitsbild (individueller Krankheitsstatus) möglichst ähnlich sein sollen.

Das Krankheitsbild erfaßt die individuell ausgeprägten phänomenologischen Erscheinungen im Sinne des subjektiven Befindens zusammen mit den objektiven Befunden; dies wird mit dem aus unterschiedlichen Quellen entstandenen Arzneimittelbild verglichen. Bei möglichst genauer Übereinstimmung zwischen Krankheitsbild und Arzneimittelbild ist das Homöopathikum indiziert. Das Vorgehen basiert auf der Simile-Regel »Similia similibus curentur« (Ähnliches werde durch Ähnliches geheilt). Ein solch individualisierendes Vorgehen – bedingt durch das homöopathische Behandlungsprinzip – erklärt zugleich die mehr deskriptive Darstellung der Wirkungsprofile homöopathischer Arzneimittel, zumal die Homöopathie in hohem Maße als Erfahrungswissenschaft verstanden werden muß.

Eine Behandlung mit Homöopathika erfordert ein pragmatisches Vorgehen; im einzelnen lassen sich praxisrelevant die folgenden drei Wirkungsgruppen unterscheiden:

Organotropie/Histiotropie

Die Wirkung dieser Homöopathika richtet sich auf ein Organsystem bzw. Gewebe. Oftmals können die damit verbundenen Erkrankungen mit einigen typischen Symptomen (»Syndrom«) charakterisiert werden. Dies entspricht weitgehend einer Homöotherapie nach klinischen Diagnosen.

Beispiel: Cox- und Gonarthrosen → Harpagophytum procumbens D6.
Traumatische Weichteilschwellung → Arnica montana D6.

Funktiotropie

Die Wirkung dieser Homöopathika geht insofern über eine rein syndromatische Indikation hinaus, als zur Arzneimittelwahl (Differentialtherapie) weiterführende Hinweise auf das Krankheitsgeschehen notwendig sind.

Beispiel: Akute, teigig-ödematöse Gelenkschwellung, rötlich-livide Verfärbung. Besserung durch Kälteapplikation → Apis mellifica D4. Hochakute Gelenkschwellung mit Überwärmung und stechenden Schmerzen mit ausgeprägter Bewegungsempfindlichkeit → Bryonia cretica D4.

Personotropie

Die Wirkung dieser Homöopathika erfaßt das konstitutionelle Geschehen und den Krankheitsablauf in umfassender Weise.

Personotrope Homöopathika werden zur Langzeitbehandlung chronischer Prozesse eingesetzt und entsprechen einer homöopathischen Behandlung par excellence durch ihre tiefgreifende Beeinflussung der Krankheit. Daraus resultiert ihre bevorzugte Anwendung beispielsweise bei chronischer Polyarthritis Stadien II-IV, Morbus Scheuermann.

Beispiel: Adipöser, phlegmatischer Typ ohne Eigeninitiative. Verspätete Entwicklung; mangelnde Spannkraft. Pastöses Gewebe bei Neigung zu verschleppten Krankheitszuständen, insbesondere der Atemwege, der Haut und der Gelenke. → Calcium carbonicum.

Sehr wendiger, lebhafter, auch geistig beweglicher Typ; überempfindlich gegen Sinneseindrücke, große Schreckhaftigkeit. Rasche Erschöpfbarkeit, wobei kurze Ruhepausen erholsam wirken. Schmerzen werden meist als stark brennend empfunden → Phosphorus.

Nach derzeitigem Erkenntnisstand ist die Behandlung mit Homöopathika als Regulationstherapie im Sinne eines therapeutischen Reizes zu verstehen. Dementsprechend soll auf die Actio (Reiz) des Homöopathikums die Reactio (Antwort) des Organismus folgen.

Praktisch zeigt sich dies darin, als der kranke Organismus unterschiedlich reagibel auf Homöopathika ist. Die Dosierung beinhaltet die Potenz (=Arzneistärke, üblicherweise als Dezimalpotenz »D« eingesetzt) und die Gabenfolge (=Applikationsfrequenz). Als orientierenden Hinweis finden sich diese Angaben bei jedem Homöopathikum, wobei beides im wesentlichen auch vom Arzneigrundstoff (pflanzliche, tierische, mineralische Stoffklasse) und von der Krankheitsdynamik (akut, chronisch) abhängt.

Dosierungsrichtlinien

Stadium	Applikationsfrequenz	Beispiel
Akut	alle halbe oder volle Stunde 3 Tropfen/1 Tabl.	Akuter Gicht-anfall
Subakut	alle 2 Stunden 3 Tropfen/ 1 Tabl.	Tendopathie
Chronisch	2–3 x tägl. 5 Tropfen/ 1 Tabl. oder seltener	Morbus Scheuermann

Bei eintretender Besserung ist das Intervall entsprechend zu verlängern!

Homöopathika können individuell kombiniert werden; sie stehen aber auch als fixe Kombination im Sinne eines Komplexmittels mit klinischer Indikationsangabe zur Verfügung.

Als Basistext für das vorliegende Buch empfiehlt sich der Band »Praxis der Homöopathie« *(Hippokrates* Verlag, Stuttgart); dort sind die Wirkungsprofile der einzelnen Homöopathika ausführlich beschrieben.

I Entzündliche rheumatische Erkrankungen

Die entzündlichen rheumatischen Erkrankungen lassen sich grobschematisch in drei verschiedene Gruppen einteilen; dabei unterscheidet man

- Chronische Arthritiden und Spondylarthritiden unklarer Ätiologie
- Mikrobiell bedingte Arthritiden als infektiös eitrige Arthritiden und als reaktive para-/postinfektiöse Arthritiden
- Konnektivitiden mit fakultativen Arthritiden und Synovitiden, auch als Kollagenosen bezeichnet.

Homöopathische Arzneimittel können bei der Behandlung entzündlicher rheumatischer Erkrankungen häufig nur adjuvant eingesetzt werden; das Ziel ist die Einsparung stärker wirksamer Medikamente. Situativ wird man dabei aufgrund der akut dominierenden Schmerz- und Entzündungssymptomatik organotrop und funktiotrop wirkende Homöopathika einsetzen; längerfristig ist die Anwendung des individuellen Konstitutionsmittels unumgänglich *(vgl. auch Spezial-Literatur)*.

Chronische Polyarthritis (Rheumatoide Arthritis)

Schmerzen und Entzündungszeichen, meist symmetrisch und polytop in den Fingergrund- und Fingermittelgelenken; es können auch andere Gelenke befallen sein (z.B. Zehengelenke, Großgelenke).

Pathophysiologisch wie auch homöotherapeutisch ist zwischen dem akuten Schub, der Phase niederer Entzündungsaktivität sowie den Stadien II-IV (nach *Steinbrocker)* der chronischen Polyarthritis zu unterscheiden. Bezüglich häufiger auftretender extraartikulärer Manifestationen siehe Tabellen Seite 41ff.

Die *Eigenblut-Behandlung* sollte in der Phase niederer Entzündungsaktivität sowie in den Stadien II–IV als biologische Basistherapie zusätzlich durchgeführt werden. → Seite 88.

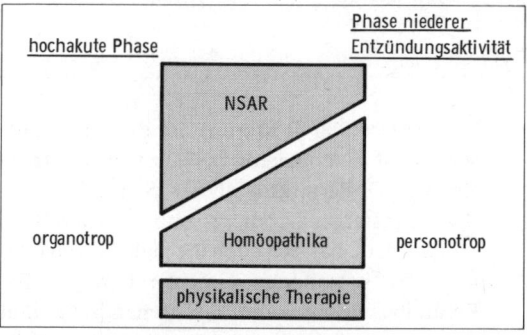

Abb. 1   Phasenabhängiges Behandlungskonzept der Chronischen Polyarthritis

Hochakute Phase

Symptomatik	Arzneimittel
Plötzlich beginnende Entzündungssymptomatik, auch mit Allgemeinreaktion	Aconitum napellus
Brennende Schmerzen, starke Berührungsempfindlichkeit, Gelenkschwellung	Apis mellifica
Stechende Schmerzen, ausgeprägte Bewegungsverschlechterung	Bryonia cretica
Gelenkschmerzen mit Ergußbildung	Ledum palustre
Rheumatischer Schub infolge von Temperaturwechsel	Solanum dulcamara

Hinweis: Bei eintretender Besserung ist die Dosis entsprechend zu reduzieren (z.B. 3 x täglich 5 Tropfen) vgl. Dosierungsrichtlinien Seite 11.

Bei sehr starker Schmerz- und Entzündungssymptomatik hat sich auch die tägliche Quaddelung der betroffenen Gelenke bewährt; bei Befundbesserung kann die Behandlung oral fortgesetzt werden.

Aconitum napellus

Plötzlich einsetzende Entzündungssymptomatik mit Schmerzen, auch mit Fieber und Allgemeinreaktion. Auslöser ist oft ein viraler Infekt. Häufig zur Initialtherapie im ersten Behandlungsstadium eingesetzt.

Dosierung: D4, D6, anfangs bis zu stündlich 5 Tropfen.

Apis mellifica

Überwärmung und teigige Gelenkschwellung, rötlich-livide Hautfärbung, große Berührungsempfindlichkeit mit brennenden Schmerzen.
Besserung durch Kälteapplikation.

Dosierung: D6, anfangs bis zu stündlich 5 Tropfen.

Bryonia cretica

Hochakute Entzündung mit stechenden Schmerzen; ausgeprägte Bewegungsverschlechterung.
Besserung durch Kälteapplikation.

Dosierung: D4, D6, anfangs bis zu stündlich 5 Tropfen.

Ledum palustre

Rheumatoide Schmerzen und Schwellungen; befallen sind vor allem die kleinen Gelenke, auch mit Ergußbildung. Besserung durch Kälteapplikation, obwohl sonst eher kälteempfindlich.

Dosierung: D4, D6, anfangs bis zu stündlich 5 Tropfen.

Solanum dulcamara (Dulcamara)

<u>Rheumatoider Schub</u> mit Schmerzen und Gelenkschwellungen <u>infolge von raschem Temperaturwechsel</u> (von warm nach kalt) oder <u>Unterkühlung</u> bzw. <u>Durchnässung</u>. Deutliche Besserung durch Wärmeapplikation.

Dosierung: D4, D6, anfangs bis zu stündlich 5 Tropfen.

Phase niederer Entzündungsaktivität

Symptomatik	Arzneimittel
Rheumatoide Schmerzen mit Verschlechterung durch Nässe und Kälte	Rhus toxicodendron
Gelenkschmerzen bei Wetterwechsel, »tiefsitzende« Schmerzen	Rhododendron
Ziehende und reißende Gelenkschmerzen, häufiger Lokalisationswechsel	Colchicum autumnale
Springende Gelenkschmerzen	Lac caninum
Tendosynovitis mit Bewegungsstörungen	Ruta graveolens
Bursitis unterschiedlicher Lokalisation	Kalium chloratum

Rhus toxicodendron

Rheumatoide Schmerzen mit <u>Gefühl von Steifigkeit</u>; auslösend bzw. verschlimmernd sind <u>Durchnässung</u>, <u>Unterkühlung</u> sowie <u>traumatische Ereignisse</u> (Überanstrengungen etc.).

Beginnende Tendovaginitis. Verschlechterung in Ruhe sowie nachts, Besserung durch fortgesetzte Bewegung sowie durch Wärmeapplikation.

Dosierung: D12, 3 x täglich 5 Tropfen.

Rhododendron

Schwellung und Überwärmung vor allem der kleinen Gelenke mit heftigen, ziehenden Schmerzen; ausgelöst oder deutlich verschlechtert durch plötzlichen Wetterwechsel (Gewitter, Sturm, Regen). Auch »tiefsitzende« Schmerzen an Periost oder Aponeurosen. Schwäche, Schweregefühl und Parästhesien als mögliche Begleitsymptome ebenso wie ein übelriechender Urin.
Verschlechterung über Nacht bis zum Morgen mit Besserung durch Wärme.

Dosierung: D6, D12, 3 x täglich 5 Tropfen.

Colchicum autumnale

Ziehende und reißende Gelenkschmerzen bei häufigem Lokalisationswechsel. Gefühl von schmerzhafter Zerschlagenheit und Lähmigkeit, Parästhesien.
Verschlechterung durch Kälte und Nässe sowie durch Bewegung und Berührung.

Dosierung: D6, D12, 3 x täglich 5 Tropfen.

Lac caninum

Skelettschmerzen mit häufigem Wechsel der Lokalisation und der Körperseite (»Springen der Schmerzen«). Verschlechterung durch Berührung.

Dosierung: D6, 3 x täglich 5 Tropfen.

Ruta graveolens

<u>Tendosynovitis</u> mit Verdickungen der Sehnen (elastisch-sulzig) und <u>beginnende Bewegungseinschränkung.</u>

Dosierung: D4, D6, 3 x täglich 5 Tropfen.

Kalium chloratum

<u>Bursitis</u> unterschiedlicher Lokalisation (auch bei Baker-Zyste) versuchsweise <u>zur Resorption des Exsudats.</u>

Dosierung: D6, 2–3 x täglich 1 Tablette, auch im Wechsel mit Sulfur jodatum D6 (2–3 x täglich 1 Tablette).

Stadien II-IV der chronischen Polyarthritis

In den Stadien II-IV haben sich auch im Hinblick auf die extraartikulären Manifestationen vor allem konstitutionell wirkende Homöopathika bewährt (»Gesamtheit der Symptomatik«). Die genannten Konstitutionsmittel sind mit ihrer relevanten Personotropie kurz charakterisiert *(vgl. Spezialliteratur).*

Calcium carbonicum

Adipöser, phlegmatischer Typ ohne Eigeninitiative. Verspätete Entwicklung; mangelnde Spannkraft. Pastöses Gewebe bei Neigung zu verschleppten Krankheitszuständen, insbesondere der Atemwege, der Haut und der Gelenke mit Lymphknotenschwellungen. Neigung zu rezidivierenden Gastro-Enteritiden mit saurem Geruch. Unverträglichkeit von Kälte, von Milch; starke Kopfschweiße.

Dosierung: D12, 2 x täglich 1 Tablette,
D30, 1–2 x wöchentlich 1 Tablette.

Calcium phosphoricum

Asthenischer, hochgeschossener Typ, sehr wendig, schreckhaft, unentschlossen und ungeduldig. Leicht erschöpfbar, Inappetenz; Kopfschmerzen (»Neurasthenie«).
Bevorzugt werden pikante und geräucherte Speisen. Große Empfindlichkeit gegen Kälte und Nässe.

Dosierung: D12, 2 x täglich 1 Tablette,
D30, 1–2 x wöchentlich 1 Tablette.

Calcium fluoratum

Hyperaktiver, oft aggressiver und hypomaner Typ. Eher schwach entwickelte Muskulatur, schlaffe Bänder und primär überstreckbare Gelenke.
Verschlechterung durch Druck und Berührung sowie durch Wärme.

Dosierung: D12, 2 x täglich 1 Tablette,
D30, 1–2 x wöchentlich 1 Tablette.

Lycopodium

Vorgealterter Habitus, Hagerkeit am Oberkörper und meteoristisch aufgetriebenes Abdomen. Geistig sehr lebhaft, hypochondrisch, cholerisch. Nach wenigen Schlukken oder Bissen satt und müde, unleidliche Stimmung. Starke Beziehung zum Verdauungstrakt bei Hepatopathie (Blähungsdyspepsie, Flatulenz) mit ausgeprägter Abneigung gegen Beengung am Abdomen.
Verschlechterung am Morgen sowie durch Wärme.

Dosierung: D12, 2 x täglich 1 Tablette,
D30, 1–2 x wöchentlich 1 Tablette.

Sulfur

Egozentrischer, dominierender, aggressiver Typ, zumeist von kräftig-bulliger Statur. Hitzegefühl am gesamten Körper; Rötung der Körperöffnungen mit Brennschmerz; übelriechender Körpergeruch. Auffallend ist die rauhe, unreine, schmutzig wirkende Haut. Vikariation zwischen Gelenksbefall und viszeralem Befall.
Verschlechterung durch Nässe, Kälte und Wetterwechsel; Besserung durch trockenes, warmes Wetter sowie bei Bewegung in frischer Luft.

Dosierung: D12, 1 x täglich 1 Tablette,
        D30, 1–2 x wöchentlich 1 Tablette.
CAVE: Sulfur in höheren Potenzen kann z.t. erhebliche
        Erstreaktionen auslösen!

Phosphorus

Sehr wendiger, lebhafter, auch geistig beweglicher Typ (Stillerscher Habitus); überempfindlich gegen Sinneseindrücke, große Schreckhaftigkeit. Rasche Erschöpfbarkeit, wobei kurze Ruhepausen erholsam wirken. Neigung zu spontanen Blutungen; allgemeines Hitzegefühl.
Schmerzen werden meist als stark brennend empfunden. Verschlechterung abends und morgens sowie durch Kälte und bei Wetterwechsel.

Dosierung: D12, 2 x täglich 5 Tropfen,
        D30, 1–2 x wöchentlich 5 Tropfen.

Causticum

Verschlossener, argwöhnischer auch ängstlicher Typ. Fahle Hautfarbe, eher schlank bei geblähtem Abdomen. Angst und Unruhe nachts, fürchtet sich vor dem Alleinsein. Gehäufte Infekte der Atemwege, Neigung zu deformierenden Arthritiden und Paresen. Auffallende Besserung bei feuchtem Wetter.

Dosierung: D12, 2 x täglich 1 Tablette,
D30, 1–2 x wöchentlich 1 Tablette.

Acidum silicicum (Silicea)

Zurückhaltender, introvertierter Typ mit Mangel an Vitalität. Körperlich schwach, blasse Hautfarbe, schlaffe Muskulatur, Bindegewebsschwäche. Chronisch rezidivierende Entzündung an Haut und Schleimhaut mit übelriechender Sekretion. Verschlechterung durch Kälte und Nässe sowie Zugluft, Besserung durch Wärme.

Dosierung: D12, 2 x täglich 1 Tablette,
D30, 1–2 x wöchentlich 1 Tablette.

Natrium chloratum

Verschlossener, abweisender, wenig mitteilsamer Typ. Abneigung gegen Gesellschaft, lehnt Trost ab und ist pessimistisch. Beschwerden oftmals als Folge von Kummer und Ärger. Frühjahrs- und Herbstgipfel. Auffallende Trockenheit der Schleimhäute. Besserung bei trockenem, warmem Wetter.

Dosierung: D12, 2 x täglich 1 Tablette,
D30, 1–2 x wöchentlich 1 Tablette.

Kalium carbonicum

Gedunsener, adynamischer, wärmebedürftiger Patient. »Schwäche, Schweiße und Schmerzen« sind typische Hinweise.
Verschlechterung morgens beim Erwachen; Besserung durch Wärme und in Ruhe.

Dosierung: D12, 2 x täglich 1 Tablette,
            D30, 1–2 x wöchentlich 1 Tablette.

Pulsatilla pratensis

Blonder, hellhäutiger, weichlicher Typ. Schüchtern, gekränkt und weinerlich mit mißmutigen Phasen bei labiler Stimmungslage (»Hoch und Tief«). Auffälliger Wechsel der Symptomatik nach Art und Lokalisation. Beständiges Klagen über Frieren bei Hitzeunverträglichkeit. Enge Beziehung zur weiblichen Hormonachse.
Verschlechterung prämenstruell; abends und durch Wärme mit ausgeprägter Besserung im Freien.

Dosierung: D12, 2 x täglich 5 Tropfen,
            D30, 1–2 x wöchentlich 5 Tropfen.

Thuja occidentalis

Träger, unzufriedener, indolenter Typ mit Phasen der Übereile. Frostig, feucht-klebrige Schweiße; starke Hautbelastung (Verrucae, Polypen, Papillome). Erkrankungen infolge von chronischen Infekten, Impfungen etc. (sog. fokusbedingte Krankheiten).
Verschlechterung durch Feuchtigkeit und Kälte; Besserung durch Ingangkommen von Sekretionen.

Dosierung: D12, 2 x täglich 5 Tropfen,
            D30, 1–2 x wöchentlich 5 Tropfen.

Hinweis: Bei besonders guter Übereinstimmung des Phänotyps (personotroper Bereich) hat sich die
Arzneistärke »LM VI« 1 x täglich 3 Tropfen
bewährt. Die Anwendung kann über mehrere
Monate unter Zwischenschaltung von 8–14tägi-
gen Therapiepausen erfolgen.

Juvenile chronische Arthritis

Poly- oder oligoartikuläre Arthritis, die vor dem 16. Le-
bensjahr beginnt. Sie wird in (derzeit) 5 verschiedene
Typen eingeteilt.
Das *Still-Syndrom* gilt als Sonderform der chronischen
Polyarthritis des frühen Kindesalters mit systemischem
Beginn.
Im wesentlichen werden die unter dem Kapitel *Chronische
Polyarthritis* besprochenen Homöopathika eingesetzt.
Auch hier kann in Abhängigkeit der Entzündungsaktivität
differentialtherapeutisch vorgegangen werden, wobei im
Hinblick auf die systemischen Manifestationen besonde-
rer Wert auf die Anwendung konstitutionell wirkender
Homöopathika gelegt wird.

Hochakute Phase → Seite 14

**Phase niederer
Entzündungsaktivität** → Seite 16

Chronischer Prozeß → Seite 18

Viszerale Manifestationen → Seite 41

Hinweis: Die *Eigenblut-Behandlung* in Form der Eigen-
blutnosoden sollte als biologische Basistherapie
zusätzlich durchgeführt werden (<u>nicht</u> in der
hochakuten Phase!) → Seite 88.

Arthritis psoriatica

Entzündungszeichen an kleinen und großen Gelenken, wobei bevorzugt die Fingerendgelenke betroffen sind; häufiger Achsen-Skelettbefall (Ileo-Sakralarthritis), fakultativer Hautbefall als Psoriasis.

Symptomatik	Arzneimittel
Stechende Gelenkschmerzen, gerötete Haut mit Juckreiz	Acidum benzoicum
Gelenkschwellungen, Steinbildung; Ekzem	Berberis vulgaris
Gelenkschmerzen; entzündlich nässende Haut	Mercurius solubilis
Stechende Gelenkschmerzen, rhagadiformes Ekzem	Petroleum

Hinweis: Vgl. auch Konstitutionsmittel → Seite 18.
Die *Eigenblut-Behandlung* als biologische Basistherapie sollte zusätzlich durchgeführt werden → Seite 88.

Acidum benzoicum

Stechende Schmerzen mit Gelenkschwellungen; von oben nach unten wandernde Schmerzen mit nächtlicher Verschlimmerung. Betroffen sind auch die Achillessehne und das Fersenbein. Juckende gerötete Haut; stark übelriechender Harn.
Verschlechterung durch Kälte.

Dosierung: D4, D6, 3 x täglich 5 Tropfen.

Berberis vulgaris

<u>Gelenkschwellungen</u> vor allem an der Wirbelsäule und an den Fingergelenken; Zerschlagenheitsgefühl. Neigung zur Steinbildung (Gallenblase, Nieren) <u>psoriatiformes Ekzem.</u> Verschlechterung durch Bewegung und Erschütterung. Besserung in Ruhe und durch Wärmeanwendung.

Dosierung: D4, D6, 3 x täglich 5 Tropfen.

Mercurius solubilis

<u>Rheumatoide Gelenkschmerzen</u> unterschiedlicher Lokalisation, auch mit Kreuzschmerzen. <u>Schmutzig aussehende, entzündlich nässende Haut;</u> Neigung zu Diarrhöen. »Leberbelastung«.
Nächtliche übelriechende Schweiße bei allgemeiner Verschlechterung durch naßkaltes Wetter.

Dosierung: D12, 2 x täglich 1 Tablette.

Petroleum

<u>Stechende Gelenkschmerzen,</u> auch an größeren Gelenken mit Steifigkeit und Muskelschmerzen. <u>Rhagadiformes Ekzem</u> bei leicht verletzbarer Haut mit deutlicher Verschlechterung im Winter.
Schwindelgefühl ist ein auffälliges Begleitsymptom.

Dosierung: D6, D12, 2–3 x täglich 5 Tropfen.

Spondylitis ankylosans (Morbus Bechterew)

Destruierende und proliferative Veränderungen an der Wirbelsäule und an den Ileosakralgelenken; tiefsitzende

Kreuzschmerzen, druck- und schmerzempfindliche Muskelinsertionsstellen sowie Fersenschmerzen.

Symptomatik	Arzneimittel
Heftige Schmerzen im LWS-Bereich und Ileosakralgelenk	Aesculus hippocastanum
Lumboischialgie mit LWS-Schmerzen	Gnaphalium polycephalum
Ileosakralgelenke- und Wirbelsäulen-Schmerzen	Harpagophytum procumbens
LWS-Schmerzen, Lumbago	Kalium carbonicum
Schmerzen im Ileosakral- und Lumbosakralbereich	Rhus toxicodendron
Nächtliche LWS-Schmerzen mit Ischialgien, Parästhesien	Strychnos nux vomica

Hinweis:　Vgl. auch Konstitutionsmittel → Seite 18.
　　　　　Die *Eigenblut-Behandlung* sollte als biologische Basistherapie zusätzlich durchgeführt werden → Seite 88.
　　　　　Bei starken Schmerzen kann das Homöopathikum auch mit einem Lokalanästhetikum kombiniert als Quaddel-Therapie eingesetzt werden.

Aesculus hippocastanum

Heftige <u>Schmerzen im LWS-Bereich sowie im Ileosakralgelenk,</u> <u>anhaltend,</u> <u>tiefsitzend</u> und <u>dumpf</u>; oft auch wandernde Schmerzen.
Verschlechterung nach dem Schlaf sowie durch Gehen und im Stehen.

Dosierung: D4, D6, 3 x täglich 5 Tropfen.

Gnaphalium polycephalum

Lumboischialgie mit starken LWS-Schmerzen; in die Extremitäten ausstrahlende Schmerzen mit Taubheitsgefühl und Ameisenlaufen. Gehäuft Wadenkrämpfe.
Verschlechterung durch Liegen und Gehen sowie durch Kälte und Feuchtigkeit.

Dosierung: D4, D6, 3 x täglich 5 Tropfen.

Harpagophytum procumbens

Schmerzen im Ileosakralgelenk sowie im Bereich der BWS und LWS mit Besserung in Ruhe und durch Wärme.

Dosierung: D4, D6, 3 x täglich 5 Tropfen.
D6, D12, 1–2 x wöchentlich 1 Amp. i.v. (1 ml).

Kalium carbonicum

Schmerzen in der LWS von brennendem oder stechendem Charakter; Lumbago mit Ausstrahlung in die Oberschenkel. Schwellungen der Gelenke.
Typisch sind die Schweißneigung, die allgemeine Schwäche sowie die Neigung zu Lidödemen.
Verschlechterung nachts, nach dem Aufstehen sowie durch die Kälte und lokale Abkühlung mit Besserung durch Wärme.

Dosierung: D6, D12, 2–3 x täglich 1 Tablette.

Rhus toxicodendron

Heftigste Schmerzen im Ileosakral- und Lumbosakralbereich mit dem Gefühl der Steifigkeit (»wie eingerostet«).

Verschlechterung durch Kälte und Nässe sowie bei Bewegungsbeginn mit allmählicher Besserung bei fortgesetzter Bewegung. Deutliche Besserung durch Massage und lokale Wärme.

Dosierung: D12, 2–3 x täglich 5 Tropfen.

Strychnos nux vomica (Nux vomica)

<u>Starke LWS-Schmerzen sowie Ischialgie</u> vor allem <u>auch im Liegen</u>, so daß der Patient sich im Bett erst aufsetzen muß, ehe er sich umdrehen kann. <u>Taubheitsgefühl am Rücken.</u>
Verschlechterung nachts, durch geringste Zugluft, mit Besserung durch Wärme.

Dosierung: D4, D6, 2–3 x täglich 5 Tropfen.

Hydrops articulorum intermittens

Rezidivierende Gelenkergüsse ohne wesentliche Entzündungszeichen bei unklarer Genese; zumeist sind die Kniegelenke betroffen.
Die *Eigenblut-Behandlung* sollte als biologische Basistherapie zusätzlich durchgeführt werden → Seite 88.

Symptomatik	Arzneimittel
Gelenkerguß	Apis mellifica
Resorption	Kalium jodatum
Zur Prophylaxe	Acidum silicicum

Apis mellifica

Akuter Gelenkerguß mit Ödembildung; rötlich-livide Hautverfärbung; große Berührungsempfindlichkeit.

Dosierung: D6, anfangs bis zu stündlich 5 Tropfen.

Kalium jodatum

Zur Resorption des Gelenkergusses.

Dosierung: D6, D12, 2 x täglich 1 Tablette.

Acidum silicicum (Silicea)

Als Prophylaktikum bei rezidivierenden Gelenkergüssen sowie auch zur Resorption.

Dosierung: D6, D12, 1–2 x täglich 1 Tablette.

Palindromer Rheumatismus

Akut rezidivierende Arthritiden mit typischen Entzündungszeichen, oft nach wenigen Stunden spontan abklingend (DD: Allergose). Es werden insbesondere die unter *Chronische Polyarthritis* genannten Homöopathika eingesetzt; zu beachten sind die Konstitutionsmittel → Seite 18. Die *Eigenblut-Behandlung* sollte als biologische Basistherapie zusätzlich durchgeführt werden → Seite 88.

Mikrobiell bedingte Arthritiden

Reaktive Arthritiden und Synovitiden sind mikrobiell bedingte Erkrankungen, die während oder nach Infektionen auftreten können. Dabei unterscheidet man zwischen

- Para- und postinfektiösen Arthritiden (z.B. Reiter-Syndrom, rheumatisches Fieber, Yersinia-Arthritis etc.)
- Infektiösen Arthritiden (Erreger mit direktem Gelenkbefall).

CAVE: Die Homöotherapie konkurriert nicht mit einer evtl. notwendigen antibiotischen Behandlung; Homöopathika können je nach Akuität und Stadium adjuvant eingesetzt werden, wobei prinzipiell die unter *Chronische Polyarthritis* vorgenommene Einteilung differentialtherapeutisch zu beachten ist.

Reiter-Syndrom

Das Reiter-Syndrom mit seiner kompletten Trias – zumeist die akute Form – äußert sich mit einer Arthritis, Konjunktivitis, Urethritis; neben der Arthritis muß mindestens ein Symptom in engem zeitlichem Zusammenhang auftreten. Das inkomplette Reiter-Syndrom umfaßt die Polyarthritis und Urethritis; Hautveränderungen können ebenfalls auftreten.

Die Auswahl des Homöopathikums richtet sich zunächst nach der dominierenden Symptomatik.

Die *Eigenblut-Behandlung* sollte als biologische Basistherapie zusätzlich durchgeführt werden → Seite 88.

Arthritis

Symptomatik	Arzneimittel
Ziehende und reißende Gelenk-schmerzen, auch Kreuz-schmerzen	Colchicum autumnale
Gelenkschmerzen bei großer Kälte- u. Nässeempfindlichkeit	Natrium sulfuricum
Wandernde Gelenkschmerzen	Pulsatilla pratensis
Gelenkschmerzen bei Wetter-wechsel, »tiefsitzende« Schmerzen	Rhododendron
Gelenkschwellungen bei Berührungsempfindlichkeit	Actaea spicata

Colchicum autumnale

Ziehende und reißende Gelenkschmerzen bei häufigem Lokalisationswechsel; Schwellung und Überwärmung, auch Kreuzschmerzen. Gefühl von Lähmigkeit und Schwäche.
Häufig auch Enterokolitiden sowie Herzaffektionen (Schmerz, frequenter, unregelmäßiger Puls) als Begleit-symptome.
Verschlechterung durch Kälte und Nässe sowie durch Bewegung und Berührung.

Dosierung: D6, D12, 2–3 x täglich 5 Tropfen.

Natrium sulfuricum

Ausgeprägte Verschlechterung der Gelenkschmerzen durch Kälte und Nässe bei großer Kälteempfindlichkeit; Schmerzen im LWS-Bereich und vor allem in den Kniegelenken bei Lagewechsel.
Besserung durch trockene Wärme und fortgesetzte Bewegung.
Auffallende Begleitsymptome sind morgendliche Diarrhöen sowie die melancholische, reizbare Stimmungslage.

Dosierung: D12, 2 x täglich 1 Tablette.

Pulsatilla pratensis

Gelenkschmerzen mit Schwellungen bei häufigem Lokalisationswechsel (»wandernd«). Verschlechterung durch Wärmeanwendung sowie in Ruhe mit Besserung durch kalte Umschläge.
Mitbeteiligung der Augen (Konjunktivitis) und der ableitenden Harnwege (Urethritis) mit dick-gelblicher, auch übelriechender Sekretion.
Auffallend ist der rasche Stimmungswechsel des Patienten bei großem Wechsel der Symptomatik nach Art und Lokalisation.

Dosierung: D6, D12, 2–3 x täglich 5 Tropfen.

Rhododendron

Schwellung und Überwärmung vor allem der kleinen Gelenke mit heftigen, ziehenden Schmerzen; ausgelöst oder deutlich verschlechtert durch plötzlichen Wetterwechsel (Gewitter, Sturm, Regen). Auch »tiefsitzende« Schmerzen an Periost oder Aponeurosen. Schwäche, Schweregefühl und Parästhesien als mögliche Begleitsymptome ebenso wie ein übelriechender Urin.

Verschlechterung über Nacht bis zum Morgen mit Besserung durch Wärme.

Dosierung: D6, D12, 2–3 x täglich 5 Tropfen.

Actaea spicata

<u>Schwellung und Schmerzen vor allem der kleinen Gelenke</u> bei starker <u>Berührungsempfindlichkeit</u> mit Verschlechterung durch Bewegung; Schwächegefühl. <u>Auffallend kalte Hände.</u>

Dosierung: D3, D4, 3 x täglich 5 Tropfen.

Urethritis

Die Urethritis ist oftmals das erste Zeichen des Reiter-Syndroms.

Symptomatik	Arzneimittel
Dysurie und Pollakisurie	Lytta vesica-toria
Stechende Schmerzen, übel-riechender Urin	Acidum nitricum
Dumpfe Schmerzen im Nierenlager	Chimaphila umbellata
Gehäufter Harndrang mit schleimiger Sekretion	Pareira brava
Trüb-schleimiger, blutiger Urin	Sabal serrulata

Lytta vesicatoria (Cantharis)

Brennende Schmerzen mit Dysurie und Pollakisurie; akute hämorrhagische Zystitis bei hyperämischer Urethrarötung.

Dosierung: D6, anfangs bis zu stündlich 3 Tropfen, bei eintretender Besserung 3 x täglich 5 Tropfen.

Acidum nitricum

Stechende Schmerzen in der Urethra und am Genitale (»Splitterschmerz«) bei pathologischem Urinstatus; übelriechender, dunkler Urin.
Begleitsymptome sind übelriechende Schweiße sowie schmerzhafte Gelenkschwellungen.
Verschlechterung durch Nässe und Kälte.

Dosierung: D6, D12, 3 x täglich 5 Tropfen.

Chimaphila umbellata

Verstärkter Harndrang mit Brennschmerz während und nach der Miktion; dumpfe Schmerzen im Nierenlager.
Schleimiger Harn.

Dosierung: D3, D6, 3 x täglich 5 Tropfen.

Pareira brava

Schmerzen im Genital- und Harnblasenbereich mit beständigem Harndrang. Nachträufeln, Jucken in der Urethra. Neigung zu Harnverhaltung.
Strenger Uringeruch, schleimige Sekretion.

Dosierung: D4, D6, 3 x täglich 5 Tropfen.

Sabal serrulata

Harndrang und stechende Schmerzen beim Urinieren, vor allem auch nachts. Blutiger, trüb-schleimiger Urin.

Dosierung: D2, D4, 3 x täglich 5 Tropfen.

Konjunktivitis

Als fakultatives Symptom des Reiter-Syndroms tritt die Konjunktivitis auf; gleichzeitig kann auch eine Iritis bestehen, sodaß eine ophthalmologische Befundung unabdingbar wird. Dementsprechend können die Homöopathika auch zusätzlich angewendet werden. Diese erfassen in ihrem Wirkungsprofil auch Gelenkschwellungen sowie den Urinbefund.

Symptomatik	Arzneimittel
Akute Entzündung mit Ödem der Augenlider	Apis mellifica
Stechende Schmerzen mit Lichtempfindlichkeit	Atropa belladonna
Starke Schmerzen, Trockenheit der Schleimhäute	Bryonia cretica
Schwellung und Verklebung der Augenlider	Rhus toxicodendron

Apis mellifica

Akute Entzündung mit ödematöser Schwellung der Augenlider; Fremdkörpergefühl. Berührungsverschlechterung bei Besserung durch kühle Umschläge.

Dosierung: D6, anfangs bis zu stündlich 3 Tropfen, bei eintretender Besserung 3 x täglich 5 Tropfen.

Atropa belladonna (Belladonna)

Stechende, brennende Schmerzen bei großer Lichtempfindlichkeit; pulsierende Kopfschmerzen, allgemeines Hitzegefühl.
Plötzlicher Beginn der Symptomatik.

Dosierung: D6, anfangs bis zu stündlich 3 Tropfen, bei eintretender Besserung 3 x täglich 5 Tropfen.

Hinweis: Die beiden Homöopathika erfassen insbesondere das perakute Stadium der Entzündung.

Bryonia cretica

Anhaltende Schmerzen mit Wundheitsgefühl, trockene Schleimhäute,»Kratzgefühl« bei jeder Augenbewegung. Stechende Gelenkschmerzen!

Dosierung: D6, 3 x täglich 5 Tropfen.

Rhus toxicodendron

Rötung, Schwellung, Entzündung mit Verklebung der Lidränder; jede Augenbewegung ist schmerzhaft, starker Tränenfluß. Gelenkschwellungen mit anfänglicher Bewegungsverschlechterung.

Dosierung: D12, 2 x täglich 5 Tropfen.

Hautveränderungen

Häufigere Hautveränderungen beim Reiter-Syndrom (Tetrade) sind die Balanitis sowie erosive Mundschleimhautveränderung; ebenso werden Hyperkeratosen und Nagelläsionen beobachtet.

Symptomatik	Arzneimittel
Blutungsneigung bei Fissuren	Acidum nitricum
Blasen- und Pustelbildung	Lytta vesicatoria
Nässende Bläschen, Juckreiz	Croton tiglium
Schleimhauterosionen	Mercurius solubilis
Schwielenbildung	Antimonium crudum
Nagelatrophie	Thuja occidentalis

Acidum nitricum

Hautentzündungen mit Blutungsneigung, Fissuren; sogenannter Splitterschmerz. Betroffen ist insbesondere der Übergang Haut/Schleimhaut.

Dosierung: D12, 2–3 x täglich 5 Tropfen.

Lytta vesicatoria (Cantharis)

Erythem mit Bildung von Blasen und Pusteln. Stark brennende und stechende Schmerzen.

Dosierung: D6, 2–3 x täglich 5 Tropfen.

Croton tiglium

Entzündung mit nässenden Bläschen, heftiger Juckreiz.

Dosierung: D6, 2–3 x täglich 5 Tropfen.

Mercurius solubilis

Schmerzhafte Entzündung an Haut und Schleimhaut mit Erosionsneigung; Mitreaktion der Lymphknoten. Übelriechende Schweiß- und Sekretabsonderung.

Dosierung: D12, 2 x täglich 1 Tablette.

Antimonium crudum

Schmerzhafte Schwielenbildung an Handflächen und Fußsohlen; Verdickungen der Nägel.

Dosierung: D12, 2 x täglich 1 Tablette.

Thuja occidentalis

Nagelatrophie, spröde und rissige Nägel bei insgesamt seborrhoischem Hautbefund.
Rezidivierende Entzündungen am Auge, am Urogenitaltrakt sowie rheumatoide Gelenkschmerzen. (Wichtiges Mittel beim Reiter-Syndrom).

Dosierung: D12, 2 x täglich 5 Tropfen,
          D30, 1–2 x wöchentlich 5 Tropfen.

Hinweis: Als Zwischenmittel beim Reiter-Syndrom eignet sich Medorrhinum D30 (1 Ampulle s.c. im Abstand von 4 Wochen, insgesamt 3mal) sowie abschließend D200 (1 x 1 Amp. s.c).

Rheumatisches Fieber

Das rheumatische Fieber zählt zu den reaktiven Arthritiden und ist eine Zweiterkrankung nach einem vorausgegangenem Infekt mit β-hämolysierenden Streptokokken. Sowohl bei der Polyarthritis wie auch bei Manifestation am Herzen (Karditis) oder der Haut (Erythema anulare) sowie bei Chorea minor können Homöopathika adjuvant angewendet werden.

Symptomatik	Arzneimittel
Starke, plötzlich einsetzende Gelenkschwellung	Atropa belladonna
Starke Gelenkschmerzen, Allgemeinreaktion	Ferrum phosphoricum
Tiefsitzende Gelenk- und Knochenschmerzen	Mercurius solubilis
Rezidivierende Tonsillitiden mit Gelenkschwellungen	Guaiacum
Einschießende Gelenkschmerzen, Tonsillitiden	Phytolacca decandra

Hinweis: Vgl. auch die unter → *Chronische Polyarthritis* genannten Homöopathika, zur längerfristigen Behandlung insbesondere die Konstitutionsmittel.

Atropa belladonna (Belladonna)

<u>Hochrote Rachenschleimhäute bei Tonsillitis.</u> Schwellung <u>und Rötung der Gelenke mit Hitzegefühl,</u> oft schubweise und plötzlich auftretend; fiebrig-heißer Patient. Verschlechterung durch Bewegung oder Druck.

Dosierung: D6, anfangs bis zu stündlich 1 Tablette, bei eintretender Besserung 3 x täglich 1 Tablette.

Ferrum phosphoricum

Mäßiges Fieber, starke Schweiße, weicher Puls. Heftige Gelenkschmerzen bei nächtlicher Verschlechterung sowie durch Bewegung. Reduziertes Allgemeinbefinden bei rosigem Aussehen.

Dosierung: D6, D12, anfangs bis zu stündlich 1 Tablette, bei eintretender Besserung 3 x täglich 1 Tablette.

Hinweis: Ferrum phosphoricum kann auch im Wechsel mit Bryonia cretica (Seite 15) eingesetzt werden.

Mercurius solubilis

Eher subakuter Verlauf mit »tiefsitzenden« Gelenk- und Knochenschmerzen; subfebrile Temperaturen bei übelriechenden nächtlichen Schweißen; Besserung in Ruhe.

Dosierung: D12, 2 x täglich 1 Tablette.

Guaiacum

Chronisch rezidivierende Rötung und Schwellung der Tonsillen mit Lymphadenopathie (Fokus). Gelenkschwellungen mit Gefühl von brennender Hitze. Verkürzungs- und Spannungsgefühl in den Gelenken; übler Körpergeruch.

Besserung durch Kälteapplikation und in Ruhe.

Dosierung: D6, D12, 3 x täglich 5 Tropfen.

Phytolacca decandra

Rezidivierende Tonsillitiden (Fokus) mit in die Ohren ausstrahlenden Schmerzen; subfebrile Temperaturen bei allgemeiner Erschöpfung und Schwäche.
Gelenkschwellungen mit einschießenden Schmerzen.
Verschlechterung nachts, durch Kälte und Nässe.

Dosierung: D4, D6, 3 x täglich 5 Tropfen.

Karditis

Die Homöopathika eignen sich insbesondere zur Nachbehandlung der akuten Karditis.
Die genannten Homöopathika erfassen ebenfalls die Gelenksymptomatik.

Symptomatik	Arzneimittel
Tachyarrhythmie mit Herzsensationen	Aconitum napellus
Stechende Schmerzen, unregelmäßiger Puls	Colchicum autumnale
Bradykardie, Beklemmungsgefühl	Kalmia latifolia
Stechende Schmerzen, Schwächezustände	Kalium carbonicum
Herzunruhe, Erstickungsgefühl mit Schweißausbrüchen	Lachesis mutus

Hinweis: Als zusätzliche Therapiemaßnahme bei akuter Karditis kann folgende Mischinjektion i.v. eingesetzt werden:

Zur Initialtherapie: Lachesis D12
                              Echinacea D4
                              Pyrogenium D30 aa

danach: Lachesis D12
                              Echinacea D4
                              Spigelia D6 aa
2 x tägl. 1 Amp. (längstens 10 Tage.)

Aconitum napellus

<u>Anfallsweise Tachyarrhythmien und Herzsensationen</u> bei hartem Puls, insbesondere <u>abends und nachts</u>, wobei der Patient <u>Todesängste</u> empfindet.

Dosierung: D12,   3 x täglich   5   Tropfen,   bei   akuten
             Beschwerden bis zu 1/2-stündlich 3 Tropfen.

Colchicum autumnale

<u>Unregelmäßiger Puls mit Neigung zu Kollaps, stenokardische Beschwerden.</u>
Häufige Begleitsymptome sind eine Enteritis, Ekelgefühl beim Geruch oder Anblick von Speisen.
Ausgeprägte Kälteverschlechterung.

Dosierung: D6, D12, 2–3 x täglich 5 Tropfen.

Kalmia latifolia

<u>Bradykardie, Herzschmerzen, Angst- und Beklemmungsgefühl</u>; allgemeine Schwäche.
Verschlechterung der Herzbeschwerden beim Liegen auf der linken Körperseite.

Dosierung: D4, D6, 3 x täglich 5 Tropfen.

Kalium carbonicum

Tachyarrhythmie, Atemnot, Herzschmerzen bis zum
Rücken ausstrahlend. Schwächegefühl, Schweißneigung;
Lidödeme.
Verschlechterung am frühen Morgen, Besserung durch
Wärme.

Dosierung: D6, D12, 3 x täglich 1 Tablette.

Lachesis mutus

Herzunruhe bei unregelmäßigem Puls, pektanginösen
Beschwerden. Erwacht aus dem Schlaf mit Erstickungsge-
fühl. Hitzewallungen mit Bangigkeit und Schweißausbrü-
chen.
Deutliche Verschlechterung nach dem Schlaf bei Unverträglichkeit von Wärme; große Berührungsempfindlichkeit (Hals, Abdomen).

Dosierung: D12, 2 x täglich 5 Tropfen.

Chorea minor

Bei Chorea minor können folgende Homöopathika eingesetzt werden.

Symptomatik	Arzneimittel
Zuckungen im Gesichts- bereich	Amanita muscaria
Unmotiviertes Verhalten, Aggressionen	Datura stramonium
Motorische Unruhe mit Tremor	Tarantula hispanica
Unruhe der Extremitäten	Zincum metallicum

Amanita muscaria (Agaricus)

Zuckungen vor allem im Gesichtsbereich sowie an Augen und Lidern; heftiges, fahriges und ruheloses Wesen. Lähmungsartige Schwäche.

Dosierung: D12, 2 x täglich 1 Tablette,
D30, 1–2 x wöchentlich 1 Tablette.

Datura stramonium (Stramonium)

Unmotiviertes Verhalten, Aggressionen; Vigilanzstörungen, Sprachverlust, Stottern. Koordinationsstörungen. Typisches Begleitsymptom ist der Pavor nocturnus.
Dosierung: D12, 2 x täglich 5 Tropfen,
D30, 1–2 x wöchentlich 5 Tropfen.

Tarantula hispanica

Starke motorische Unruhe mit Tremor, Zuckungen und Muskelkrämpfen. Oft auch manische Erregung und obszönes Verhalten.

Dosierung: D12, 2 x täglich 5 Tropfen,
D30, 1–2 x wöchentlich 5 Tropfen.

Zincum metallicum

Große Unruhe, vor allem der Extremitäten. Überreiztes Nerven-Sinnesorgan, große Geräuschempfindlichkeit. Deutliche Verschlechterung bei Nacht.

Dosierung: D12, 2 x täglich 1 Tablette,
D30, 1–2 x wöchentlich 1 Tablette.

Reaktive Arthritiden

Neben der Yersinia-Arthritis werden in den letzten Jahren häufiger reaktive Arthritiden nach mikrobiell bedingten Enteritiden beobachtet.

Zur Darmsanierung eignen sich nachstehende Homöopathika (auf die Möglichkeiten der mikrobiologischen Therapie sei ebenfalls hingewiesen).

Die *Eigenblut-Behandlung* sollte als biologische Basistherapie zusätzlich durchgeführt werden → Seite 88.

Symptomatik	Arzneimittel
Zustand nach Gastroenteritis	Okoubaka
Schwächezustand, Schwindelgefühl	Cinchona succirubra
Magen-Darmbeschwerden, Flatulenz	Ferrum metallicum
Unspezifische Magen-Darm-Beschwerden	Sulfur

Hinweis: Vgl. auch die unter → *Chronische Polyarthritis* genannten Homöopathika.

Okoubaka

Zustand nach Enteritis und Gastroenteritis mit Stuhlunregelmäßigkeiten, Flatulenz, Meteorismus und Inappetenz.

Dosierung: D3, 3 x täglich 1 Tablette.

Cinchona succirubra (China)

<u>Schwächezustand mit Schwindelneigung, starke Schweiß-</u><u>absonderung.</u> Abdomen meteoristisch gebläht, häufiges Aufstoßen. Gelenkschmerzen mit Verschlechterung selbst durch leichte Berührung.

Dosierung: D6, D12, 3 x täglich 5 Tropfen.

Ferrum metallicum

Zumeist <u>jüngere, geschwächte Patienten</u> (erethischer Typ). <u>Magen-Darmbeschwerden</u> mit Schmerzen und Flatulenz, oft auch wäßrige Diarrhöen.
Nächtliche Verschlechterung.

Dosierung D12, 3 x täglich 1 Tablette.

Sulfur

<u>Zustand nach Infekt mit unspezifischen Beschwerden und</u> <u>Störungen der Organfunktionen</u>: Unregelmäßiger, inkonsistenter Stuhl, morgendliche Diarrhö; juckender, geröteter Anus.
Nächtlicher Brennschmerz und Hitzegefühl, vor allem an Handflächen und Fußsohlen. Gelenkschmerzen.
Verschlechterung morgens, durch Bettwärme.

Dosierung: D12, 1 x täglich 1 Tablette.
CAVE: Anfängliche Verschlechterung der Symptomatik ist möglich (Erstverschlimmerung).

Infektiöse Arthritiden

Neben der frühzeitigen Diagnose ist bei den infektiös-septischen Arthritiden die gezielte antibiotische Therapie unumgänglich!
Als zusätzliche Behandlung kann folgende Mischinjektion i.v. appliziert werden:

Zur Initialtherapie: Lachesis D12
Echinacea D4
Pyrogenium D30 aa

danach: Lachesis D12
Echinacea D4
Mercurius solubilis D12 aa
2 x tägl. 1 Amp. (über längstens 10 Tage).

Bezüglich der Gelenksymptomatik vgl. die unter → *Chronische Polyarthritis* genannten Homöopathika.

Konnektivitiden

Die Konnektivitiden sind systemische entzündliche Bindegewebserkrankungen (Kollagenosen) mit Arthritiden und Synovitiden.*
Im wesentlichen gehören dazu

● Systemischer Lupus erythematodes (SLE)
● Progressive systemische Sklerose (Sklerodermie)
● Mixed connective tissue disease (Sharp-Syndrom; Mischkollagenose)
● Nekrotisierende Vaskulitiden (Polymyalgia rheumatica; Panarteriitis nodosa)
● Polymyositis- und Dermatomyositis-Syndrom

* Klassifikation und Zuordnung werden in der Literatur noch unterschiedlich diskutiert.

Zur Behandlung von akuten Schüben bei Konnektivitiden können Homöopathika adjuvant eingesetzt werden. Im Hinblick auf die Chronizität dieser Krankheitsbilder ist insbesondere eine Langzeit-Behandlung mit konstitutionell wirkenden Homöopathika sowie eine intermittierende Therapie mit Nosoden notwendig *(vgl. Spezial-Literatur).*

Neben den unter → *Chronische Polyarthritis* genannten Homöopathika sollte insbesondere eine *Eigenblut-Behandlung* (→ Seite 88) durchgeführt werden.

Arthritis urica

Anfallsartige Schmerzen mit Rötung und Schwellung nur eines Gelenks (zumeist Großzehengrundgelenk = Podagra). Je nach Symptomatik unterscheidet auch die Homöotherapie zwischen einer Behandlung im akuten Gichtanfall und im beschwerdefreien Intervall. Die Senkung einer Hyperurikämie mit Homöopathika ist zusammen mit diätetischen Maßnahmen oftmals möglich.

Akuter Gichtanfall

Symptomatik	Arzneimittel
Plötzlich einsetzende Schmerzen und Entzündung	Atropa belladona
Gelenkschwellung mit großer Berührungs-empfindlichkeit	Apis mellifica
Überwärmung, Schwellung, dunkle Rötung	Colchicum autumnale

Hinweis: Vgl. auch die unter → *Chronische Polyarthritis (hochakute Phase)* genannten Homöopathika.

Atropa belladonna (Belladonna)

<u>Plötzlich einsetzende Schmerzen</u>, oft auch <u>anfallsweise
auftretend.</u> Stark gerötetes, überwärmtes Gelenk mit großer Berührungsempfindlichkeit.

Dosierung: D6, anfangs bis zu stündlich 1 Tablette, bei
eintretender Besserung 3 x täglich 1 Tablette.

Apis mellifica

<u>Teigige, rötlich-livide Gelenkschwellung</u> mit brennenden
Schmerzen, Berührungsempfindlichkeit.
Besserung durch lokale Kälteanwendung.

Dosierung: D6, anfangs bis zu stündlich 3 Tropfen, bei
eintretender Besserung 3 x täglich 5 Tropfen.

Colchicum autumnale

<u>Überwärmung, Schwellung, dunkle Rötung des Gelenks
mit lähmungsartiger Schwäche</u> der Extremität, oft auch
Parästhesien.
Auffallende Begleitsymptome sind die Wetterfühligkeit
sowie eine starke Geruchsempfindlichkeit.

Dosierung: D6, anfangs bis zu stündlich 3 Tropfen, bei
eintretender Besserung 3 x täglich 5 Tropfen.

Intervallbehandlung

Symptomatik	Arzneimittel
Rezidivierende Gichtanfälle	Acidum benzoicum
Hyperurikämie, Hepatopathie	Adlumia fungosa
Hyperurikämie	Perilla ocymoides

Acidum benzoicum

Anamnestisch bekannte Gichtanfälle, uncharakteristische Gelenkschmerzen, Gichttophie.

Dosierung: D4, 3 x täglich 5 Tropfen.

Adlumia fungosa

Hyperurikämie, Hepatopathie mit erhöhten Transaminasen, Fettstoffwechselstörung.

Dosierung: D3, 3 x täglich 5 Tropfen.

Perilla ocymoides

Zur Senkung erhöhter Harnsäurewerte.

Dosierung: D3, 3 x täglich 5 Tropfen.

II Degenerative Gelenk- und Wirbelsäulenerkrankungen

Unter der Bezeichnung des degenerativen Rheumatismus durch Alterungs- und Verschleißerscheinungen versteht man

● Arthrosen der Extremitätengelenke
● Degenerative Wirbelsäulenprozesse

Die Indikationsstellung für ein bestimmtes Therapieregime – konservativ oder chirurgisch – hat aus grundsätzlichen Erwägungen zu erfolgen. Eine Behandlung mit homöopathischen Arzneimitteln bringt erfahrungsgemäß befriedigende Erfolge (Schmerz, Schwellung etc.), ohne daß grobpathologisch-morphologische Befunde (Knorpel, Knochen etc.) entscheidend beeinflußt werden können. Als Basistherapie bei degenerativen Gelenk- und Wirbelsäulenerkrankungen kann **Formica rufa** D6 oder D12 eingesetzt werden (1–2 x wöchentlich 1 Amp. i.m. oder als Quaddel).

Arthrosen der Extremitätengelenke

Bewegungsschmerz mit typischem Anlauf- und Ermüdungsschmerz sowie Funktionseinschränkung ohne systemische Entzündungszeichen sind charakteristisch; die aktivierte Arthrose zeigt lokale Entzündungszeichen.

Symptomatik	Arzneimittel
Hüftgelenks- und Rückenschmerzen mit Schwächegefühl	Kalium carbonicum
Stechende Schmerzen in Hüft- und Kniegelenken	Smilax officinalis
Aktivierte Arthrose	Filipendula ulmaria
Rheumatoide Gelenkschmerzen mit Gefühl der Steifigkeit	Rhus toxicodendron
Gelenkschmerzen bei Wetterwechsel, »tiefsitzende« Schmerzen	Rhododendron
Hüft- und Kniegelenkschmerzen	Harpagophytum procumbens
Kniegelenkschmerzen	Ichthyolum
Hand- und Fingergelenkschmerzen bei starker Berührungsempfindlichkeit	Actaea spicata
Gelenkschmerzen, Bewegungseinschränkung, Deformierung	Causticum

Hinweis: Differentialtherapeutisch sind insbesondere bei der aktivierten Arthrose auch die unter → *Chronische Polyarthritis* genannten Homöopathika zu beachten.

Das Homöopathikum kann zu Behandlungsbeginn und bei starken Schmerzen auch als Quaddeltherapie am locus dolendi eingesetzt werden (2–3 x wöchentlich; eine Kombination mit einem Lokalanästhetikum ist möglich).

Kalium carbonicum

Hüftgelenks- und Rückenschmerzen von brennendem oder stechendem Charakter; Lumbago mit Ausstrahlung in die Oberschenkel. Gefühl, als müßten Beine und Rücken »ihren Dienst versagen«.
Typisch sind die allgemeine Schwäche, die Adynamie sowie die Neigung zu Schweißen und Ödembildung.
Verschlechterung nachts, nach dem Aufstehen sowie durch Kälte und lokale Abkühlung, mit Besserung durch Wärme.

Dosierung: D6, D12, 2–3 x täglich 1 Tablette.

Smilax officinalis (Sarsaparilla)

Stechende Schmerzen zumeist in den großen Gelenken, auch mit Überwärmung und Schwellung.
Verschlechterung nachts, in Bewegung sowie durch feuchtes Wetter.

Dosierung: D6, 3 x täglich 5 Tropfen.

Filipendula ulmaria (Spiraea ulmaria)

Aktivierte Arthrose mit reißenden Schmerzen.
Typisches Begleitsymptom sind die starken Schweiße.
Verschlechterung durch Feuchtigkeit.

Dosierung: D3, D6, 3–4 x täglich 5 Tropfen.

Rhus toxicodendron

Rheumatoide <u>Gelenkschmerzen mit dem Gefühl der Stei-
figkeit</u>; auslösend bzw. verschlimmernd sind <u>Durchnäs-
sung, Unterkühlung sowie traumatische Ereignisse</u> (Überanstrengung etc.).
Verschlechterung in Ruhe sowie nachts, mit Besserung
durch fortgesetzte Bewegung sowie durch Wärmeapplikation.

Dosierung: D12, 2–3 x täglich 5 Tropfen.

Rhododendron

<u>Schwellung und Rötung der Gelenke mit heftigen, ziehen-
den Schmerzen</u>; Schwäche und Schweregefühl sowie
Ameisenlaufen. Auch »tiefsitzende« <u>Schmerzen an Periost oder Aponeurosen</u>.
Auffallendes Begleitsymptom ist ein übelriechender Urin
mit Schmerzen in der Harnröhre bei gehäuftem Wasser-
lassen.
Verschlechterung über Nacht bis zum Morgen sowie
durch Wetterwechsel, Nässe und vor Gewitter.

Dosierung: D6, D12, 3 x täglich 5 Tropfen.

Harpagophytum procumbens

<u>Gelenkschmerzen</u>, insbesondere der <u>Hüft- und Kniege-
lenke</u>.

Dosierung: D4, D6, 3 x täglich 5 Tropfen.

Ichthyolum

Gelenkschmerzen und Bewegungseinschränkung, vor allem bei Gonarthrose.

Dosierung: D3, D4, 3 x täglich 5 Tropfen.

Actaea spicata

Starke Schmerzen mit Schwellung und Schwächegefühl, besonders an Hand- und Fingergelenken; starke Berührungsempfindlichkeit.
Verschlechterung nachts und durch Bewegung.

Dosierung: D3, D4, 3 x täglich 5 Tropfen.

Causticum

Schmerz, Bewegungseinschränkung, Deformierung.
Gefühl von Anspannung und Verkürzung an Sehnen und Muskeln, auch anfallsweise auftretende Schmerzen.
Verschlechterung bei kaltem, trockenem Wetter, mit Besserung bei Regen.

Dosierung: D4, D6, 3 x täglich 1 Tablette.

Klimakterische Arthropathien

Eine Reihe von Homöopathika zeigt eine enge Wechsel-
beziehung zu den Arthropathien (beginnende Arthrose)
des klimakterischen Syndroms. Ebenso besteht eine Affi-
nität zum phleboarthrotischen Symptomenkomplex.

Symptomatik	Arzneimittel
Gelenk- und Wirbelsäulen-schmerzen, Varicosis	Aristolochia clematitis
Schmerzen an den kleinen Gelenken	Caulophyllum
Wandernde Schmerzen an Gelenken und Wirbelsäule	Pulsatilla pratensis
Gelenkschmerzen mit Neuralgien und Ischialgien	Lachesis mutus
Gelenk- und Kreuzschmerzen mit Descensusbeschwerden	Sepia

Aristolochia clematitis

Gelenk- und Wirbelsäulenschmerzen bei ausgeprägter
venöser Belastung. Allgemein besteht ein Frieren und
Frösteln bei Kälte- und Nässeverschlechterung.
Besserung durch Wärme und in Bewegung.

Dosierung: D12, 2 x täglich 5 Tropfen.

Caulophyllum

Schmerzen vor allem an den kleinen Gelenken; Gelenk-
steifigkeit und -schwellung; wandernde Schmerzen. Verschlechterung durch Kälte und Besserung in der Wärme.

Dosierung: D4, D6, 3 x täglich 5 Tropfen.

Pulsatilla pratensis

Wandernde Schmerzen an Gelenken und der Wirbelsäule
mit häufigem Wechsel von Lokalisation und Intensität der
Beschwerden.
Gelenkschmerzen verschlechtern sich beim Herabhän-
genlassen der Extremität. Venöse Belastung. – Labile
Stimmungslage.
Verschlechterung durch Wärme und in Ruhe, Besserung
an der frischen Luft sowie bei fortgesetzter Bewegung.

Dosierung: D12, 2 x täglich 5 Tropfen.

Lachesis mutus

Gelenkschmerzen bei rezidivierenden Neuralgien und
Ischialgien. Starke vasomotorische Beschwerden mit
Beengungsgefühl an Hals und am Abdomen. Rezidivierende Phlebitiden. Wechselnde Stimmungslage.
Ausgeprägte Verschlechterung durch Wärme; Befindens-
besserung bei Blutungseintritt sowie bei Schweißabsonderung.

Dosierung: D12, 2 x täglich 5 Tropfen,
D30, 1–2 x wöchentlich 5 Tropfen oder
1 Amp. i.v., i.m.

Sepia

Gelenk- und Kreuzschmerzen bei Descensusbeschwer-
den. Venöse Stauung; Obstipation. Übelriechende
Schweißabsonderung. Gereizte Stimmung; lebensüber-
drüssig, gleichgültig.
Verschlechterung nachts, durch Kälte.

Dosierung: D6, D12, 2 x täglich 5 Tropfen.

Degenerative Wirbelsäulen-erkrankungen

Degenerative Veränderungen der Wirbelsäule werden in vertebrale (lokale), pseudo-radikuläre und in radikuläre Syndrome eingeteilt. Eine Aufschlüsselung je nach Lokalisation eignet sich auch zur Darstellung der Homöotherapie, wobei sich die Arzneimittelwahl insbesondere am Schmerzbild orientiert.

Besprochen werden
● Zervikal- und Thorakalsyndrom
● LWS-Syndrom einschl. Lumbago, Ischialgie und Kokzygodynie

Zervikal- und Thorakalsyndrom

Symptomatik	Arzneimittel
Akute, plötzlich einsetzende Schmerzen	Atropa belladonna
Verspannungen der Nacken-muskulatur mit Kopfschmerzen	Actaea racemosa
HWS-Syndrom	Lachnanthes tinctoria
Nackensteifigkeit mit dumpfen Kopfschmerzen	Gelsemium sempervirens
Muskelverspannungen im Thoraxbereich	Ranunculus bulbosus

Hinweis: Das Homöopathikum kann zu Behandlungsbeginn und bei starken Schmerzen auch als Quaddeltherapie am locus dolendi eingesetzt werden (2–3 x wöchentlich; eine Kombination mit einem Lokalanästhetikum ist möglich).

Atropa belladonna (Belladonna)

Akute, sehr plötzlich einsetzende Schmerzen, auch kommend und gehend. Auslöser und deutlich verschlechternd ist Zugluft und Kälte.

Dosierung: D6, anfangs bis zu stündlich 1 Tablette, bei eintretender Besserung 3 x täglich 1 Tablette.

Actaea racemosa (Cimicifuga)

Migräneartige Kopfschmerzen, auch mit Sehstörungen und Schwindelgefühl, Verspannungen der Nackenmuskulatur; große Wetterempfindlichkeit.
Verschlechterung durch naßkaltes Wetter mit Besserung durch Wärmeanwendung.

Dosierung: D6, anfangs bis zu stündlich 3 Tropfen, bei eintretender Besserung 3 x täglich 3 Tropfen.

Lachnanthes tinctoria

Nackensteifigkeit und Schmerzen mit Bewegungsverschlechterung. Kältegefühl oder kalte Schweiße im Nacken-Schulterbereich.

Dosierung: D4, 3 x täglich 5 Tropfen.

Gelsemium sempervirens

Schmerzen und Steifigkeit im Nacken mit dumpfen Kopfschmerzen. Allgemeine Müdigkeit und Benommenheit; druckempfindliche Halswirbelkörper.
Verschlechterung durch Bewegung oder Erschütterung.

Dosierung: D6, D12, 3 x täglich 5 Tropfen.

Ranunculus bulbosus

Schmerzen an der BWS und im thorakalen Bereich, ziehend und reißend, auch atmungsabhängig.
Verschlechterung durch Temperaturwechsel und bei Bewegung.

Dosierung: D6, 3 x täglich 5 Tropfen.

LWS-Syndrom, Lumbago, Ischialgie, Kokzygodynie

Symptomatik	Arzneimittel
Stechende Schmerzen, ausgeprägte Bewegungs- verschlechterung	Bryonia cretica
Nächtliche LWS-Schmerzen mit Ischialgien	Strychnos nux vomica
Folgen von Durchnässung und Unterkühlung	Rhus toxicodendron
Wirbelsäulenschmerzen	Gaultheria procumbens
Schmerzen im LWS- und und Sakralbereich	Aesculus hippocastanum
Kokzygodynie	Castor equi
Einschießende, ischialgiforme Schmerzen	Citrullus colocynthis
Lumboischialgie mit starken Parästhesien	Gnaphalium polycephalum
LWS-Schmerzen, Ischialgie	Tellurium

Hinweis: Vgl. auch die unter → *Extraartikulärer Rheumatismus* genannten Homöopathika.

Die Arzneimittel können zu Behandlungsbeginn und bei starken Schmerzen auch als Quaddeltherapie am locus dolendi eingesetzt werden (2-3 x wöchentlich; Kombination mit einem Lokalanästhetikum ist möglich).

Bryonia cretica

Stechende Schmerzen mit starken Muskelverspannungen, Verschlimmerung durch jegliche Bewegung.
Zumeist Folge von Unterkühlung. Besserung durch Ruhigstellung und Gegendruck auf den schmerzenden Bereich.

Dosierung: D3, D4, anfangs bis zu stündlich 3 Tropfen, bei eintretender Besserung 3 x täglich 5 Tropfen.

Strychnos nux vomica (Nux vomica)

Starke Schmerzen, kann sich im Bett erst umdrehen, nachdem er sich aufgerichtet hat (»als wolle das Kreuz brechen«). Schmerzen in die Beine ausstrahlend. Verschlechterung nachts, durch geringste Zugluft, mit Besserung durch Wärme.

Dosierung: D4, D6, anfangs bis zu stündlich 3 Tropfen, bei eintretender Besserung 3 x täglich 5 Tropfen.

Hinweis: Bei Lumbago können beide Arzneimittel auch im Wechsel eingesetzt werden.

Rhus toxicodendron

<u>Folgen von Überanstrengung oder Zerrung</u>, auch <u>durch</u> thermische Einflüsse (<u>Kälte, Nässe</u>).
Besserung durch lokale Wärme und Massage.

Dosierung: D12, anfangs bis zu stündlich 3 Tropfen, bei
eintretender Besserung 2 x täglich 5 Tropfen.

Gaultheria procumbens

<u>Schmerzen</u> von <u>der gesamten Wirbelsäule</u> ausgehend, auch <u>ischialgiforme Schmerzen</u>.

Dosierung: D3, anfangs bis zu stündlich 5 Tropfen, bei
eintretender Besserung 3 x täglich 5 Tropfen.

Aesculus hippocastanum

Wandernde, tiefsitzende <u>Schmerzen im Lumbal- und Sakral-Bereich.</u>
Verschlechterung nach dem Schlaf sowie durch Gehen und im Stehen.

Dosierung: D4, D6, anfangs bis zu stündlich 5 Tropfen,
bei eintretender Besserung 3 x täglich 5 Tropfen.

Castor equi

<u>Schmerzen am Steißbein</u>, auch nicht-traumatischer Ätio-logie.

Dosierung: D4, D6, 3 x täglich 1 Tablette.

Citrullus colocynthis (Colocynthis)

Einschießende Schmerzen, Ischialgie; oft auch periodisch auftretend mit Parästhesien. Druckempfindlichkeit im Verlauf des Nervus ischiadicus.
Verschlechterung nachts sowie durch Bewegung und Erschütterung, Besserung durch Wärme.

Dosierung: D6, D12, 3 x täglich 5 Tropfen.

Gnaphalium polycephalum

Lumboischialgie mit ausgeprägten Parästhesien. Besserung in Ruhe.
Dosierung: D4, D6, 3 x täglich 5 Tropfen.

Tellurium

Schmerzen an der LWS und im Verlauf des Nervus ischiadicus; osteoporotische Begleitkomponente.
Verschlechterung durch stoßweise Erschütterung wie Husten oder Niesen.

Dosierung: D6, D12, 2 x täglich 1 Tablette.

Osteoporose

Die Mineralisationsminderung des knöchernen Skeletts ruft teilweise akute Schmerzzustände hervor. Die Homöopathika eignen sich auch für eine längerfristige Behandlung, vor allem zur Schmerzlinderung; ihre Anwendung erfolgt aber nicht im Sinne einer oralen Kalzium-Substitution.

Symptomatik	Arzneimittel
Osteoporotische Schmerzen	Calcium carbonicum
Neigung zu pathologischen Frakturen	Calcium fluoratum
Osteoporotische Schmerzen; Zustand nach Fraktur	Calcium phosphoricum
Knochen- und Gelenk- schmerzen	Strontium carbonicum
Osteoporose	Acidum silicicum

Hinweis: Die Arzneimittel können auch als Quaddeltherapie in Kombination mit einem Lokalanästhetikum eingesetzt werden (2–3 x wöchentlich).

Calcium carbonicum

Osteoporotische Schmerzen, Knochen- und Gelenkschmerzen. Phänotypisch eher pastöse, träge Patienten.

Dosierung: D12, 2 x täglich 1 Tablette.

Calcium fluoratum

Osteoporotische Schmerzen; Neigung zu Frakturen, Versuch auch bei Knochenschmerzen durch Metastasen. Phänotypisch hastig, fahrig wirkende Patienten mit Bindegewebsschwäche (»eingesunkenes Aussehen«).

Dosierung: D12, 2 x täglich 1 Tablette.

Calcium phosphoricum

Osteoporotische Schmerzen, Zustand nach Fraktur, metastatisch bedingte Knochenschmerzen.
Phänotypisch eher nervöse, schwache leicht ermüdende Patienten.

Dosierung: D12, 2 x täglich 1 Tablette.

Strontium carbonicum

Osteoporotische Schmerzen, Knochen- und Gelenkschmerzen. Phänotypisch arteriosklerotische Patienten mit Hypertonieneigung und psychischer Verstimmung.

Dosierung: D12, 2 x täglich 1 Tablette.

Acidum silicicum (Silicea)

Osteoporotische Schmerzen. Phänotypisch eher schwacher, depressiver, »starrer« Patient.

Dosierung: D12, 2 x täglich 1 Tablette.

Hinweis: Acidum silicicum D30, 1 x wöchentlich 1 Tabl. auch als Zwischengabe zusätzlich zu den oben genannten Homöopathika.

III Extraartikulärer Rheumatismus

Unter dem Begriff des extraartikulären Rheumatismus (Weichteilrheumatismus) werden eine Vielzahl unterschiedlichster Erkrankungen subsumiert. Klinisch-therapeutisch hat es sich bewährt, daß zur Definition Schmerzphänomene den anatomischen Weichteilsubstraten zugeordnet werden.

Im folgenden werden besprochen

- Myopathien
- Tendopathien
- Bursopathien
- Periarthropathien
- Neuropathien

Myopathien

Zumeist handelt es sich um reaktive Myosen und Myalgien bei funktioneller Überbeanspruchung oder Wirbelsäulenfehlhaltung.

Symptomatik	Arzneimittel
Folgen von thermischen Einflüssen	Aconitum napellus
Muskuläre, schmerzhafte Verspannungen	Acidum sarcolacticum
Zustand nach Trauma und Überlastung	Arnica montana
Weichteilrheumatische Schmerzen	Cardiospermum halicacabum
Muskelschmerzen und -schwäche	Causticum
Muskelatrophie und Paresen	Plumbum metallicum

Hinweis: Die genannten Homöopathika können auch zusammen mit einem Lokalanästhetikum als Quaddel-Therapie angewendet werden.

Aconitum napellus

Plötzlich einsetzende starke Muskelschmerzen und Verspannungen, oft auch mit Schmerzen in den Gelenken. Folge von thermischen Einflüssen wie z.B. trockene Kälte, kalter Wind.

Dosierung: D6, anfangs bis zu stündlich 3 Tropfen, bei eintretender Besserung 2 x täglich 5 Tropfen.

Acidum sarcolacticum

Schmerzhaftigkeit und Schwäche der Muskulatur, oft verbunden mit muskulären Verspannungen.

Bewährt auch beim »Muskelkater«.

Dosierung: D6, anfangs bis zu stündlich 3 Tropfen, bei
eintretender Besserung 3 x täglich 5 Tropfen.

Arnica montana

Zerschlagenheitsgefühl an der Muskulatur mit starken
Schmerzen; die geringste Berührung schmerzt. Oftmals
bei Zustand nach Trauma resp. Überlastung.

Dosierung: D12, 2–3 x täglich 5 Tropfen.

Cardiospermum halicacabum

Weichteilrheumatische Schmerzen; Hartspann, große
Druckschmerzhaftigkeit.

Dosierung: D3, anfangs bis zu stündlich 3 Tropfen, bei
eintretender Besserung 3 x täglich 5 Tropfen.

Causticum

Muskelschmerzen bei allgemeinem Schwächegefühl;
auch infolge von Systemerkrankungen. Neigung zu
Gelenkversteifung.

Dosierung: D6, D12, 2 x täglich 1 Tablette.

Plumbum metallicum

Atrophie und Paresen der Muskulatur sowie Tremor;
neuralgiforme Schmerzen als häufiges Begleitsymptom.

Dosierung: D12, 2 x täglich 1 Tablette.

Tendopathien

Erkrankungen der Sehnen, Sehnenscheiden und Sehnen-
insertionsstellen lassen sich mit folgenden Homöopathika
behandeln.

Symptomatik	Arzneimittel
Rez. Tendopathien; Dupuytrensche Kontraktur	Acidum hydrofluoricum
Akute Entzündung mit Bewegungsverschlechterung	Bryonia cretica
Folgen von Verzerrung, Überanstrengung	Rhus toxicodendron.
Tendopathien mit beginnender Exsudation	Ruta graveolens
zur Resorption	Sulfur jodatum

Hinweis: Bei starken Schmerzen kann das Homöopathikum auch mit einem Lokalanästhetikum kombiniert als Quaddel-Therapie eingesetzt werden.
Vgl. auch die unter → *Periarthropathien* und →
Neuropathien genannten Homöopathika.

Acidum hydrofluoricum

Chronisch rezidivierende Tendopathie mit Bewegungseinschränkung und -schmerzen.
Versuch bei Dupuytrenscher Kontraktur.

Dosierung: D12, 2 x täglich 5 Tropfen.

Hinweis: Zwischengaben von Acidum silicicum (Silicea)
D30, 1–2 x wöchentlich 5 Tropfen haben sich
bewährt.

Bryonia cretica

Starke Schmerzhaftigkeit bei akuter Entzündung. Schmerzen bei der geringsten Bewegung.

Dosierung: D4, D6, anfangs bis zu stündlich 3 Tropfen, bei eintretender Besserung 3 x täglich 5 Tropfen.

Rhus toxicodendron

Tendovaginitis und Insertionstendopathie, auch infolge von Überanstrengung, Verzerrung, Unterkühlung.

Dosierung: D12, 2–3 x täglich 5 Tropfen.

Ruta graveolens

Tendopathien mit subakutem Verlauf bei typischer Schmerzsymptomatik, beginnende Exsudation.

Dosierung: D4, D6, 3 x täglich 5 Tropfen.

Sulfur jodatum

Bei chronischer Tendovaginitis mit Neigung zu Verklebung und Verwachsung zum Versuch der Resorption.

Dosierung: D6, 2 x täglich 1 Tablette.

Bursopathien

Die Homöopathika werden unabhängig von der Lokalisation der Bursopathie gemäß ihrer Symptomatik eingesetzt.

Symptomatik	Arzneimittel
Hochakute Entzündung im Anfangsstadium	Atropa belladonna
Entzündung mit teigig-ödematöser Schwellung	Apis mellifica
Zustand nach chirurgischer Intervention	Arnica montana
zur Resorption	Kalium chloratum
Bursitis praepatellaris	Calcium phosphoricum
Ganglion	Acidum silicicum
zur Resorption eines Ganglions	Acidum benzoicum

Hinweis: Bei akuter Bursitis hat sich auch folgende Mischinjektion i.v. bewährt:

Zur Initialtherapie: Lachesis D12,
Echinacea D4,
Pyrogenium D30 aa

danach Lachesis D12
Echinacea D4
Mercurius solubilis D12 aa

2 x täglich 1 Amp. bis zum Abklingen der Akutsymptomatik (längstens 10 Tage!).

Atropa belladonna (Belladonna)

Hochakute, über wenige Stunden sich entwickelnde Entzündung mit Rötung und Überwärmung; pulsierender Schmerz.

Dosierung: D6, anfangs bis zu stündlich 1 Tablette, bei eintretender Besserung 3 x täglich 1 Tablette.

Apis mellifica

Akute Entzündung mit ödematöser Schwellung und Bewegungseinschränkung.

Dosierung: D6, anfangs bis zu stündlich 3 Tropfen, bei eintretender Besserung 3 x täglich 5 Tropfen.

Arnica montana

Traumatische Ätiologie; auch Zustand nach chirurgischer Intervention.

Dosierung: D6, D12, 3 x täglich 5 Tropfen.

Kalium chloratum

Bei chronischer Bursitis zur Resorption.

Dosierung: D6, D12, 2 x täglich 1 Tablette.

Calcium phosphoricum

Bewährt bei Bursitis praepatellaris (n. *W. Quilisch).*

Dosierung: D6, D12, 2 x täglich 1 Tablette.

Acidum silicicum (Silicea)

Beim <u>Ganglion</u> insbesondere <u>auf dem Handgelenks-rücken</u>.

Dosierung: D4, D6, 2 x täglich 1 Tablette.

Hinweis: Als Zwischenmittel eignet sich Calcium fluoratum D30 (1–2 x wöchentlich 5 Tropfen).

Acidum benzoicum

<u>Versuch der Resorption beim Ganglion</u> unterschiedlichster Lokalisation.

Dosierung: D3, D4, 2 x täglich 5 Tropfen.

Periarthropathien

Die Periarthropathien (Schulter-, Ellbogen-, Hüftgelenk; »Schultersteife, Tennisellbogen«) können mit folgenden homöopathischen Arzneimitteln behandelt werden, wobei anfangs und bei starken Schmerzen das jeweilige Homöopathikum auch zusammen mit einem Lokalanästhetikum als Quaddel-Therapie angewendet werden kann.

Symptomatik	Arzneimittel
Traumatische Ätiologie	Arnica montana
Schmerzhafte, ödematöse Schwellung	Apis mellifica
Beginnende Gelenkversteifung	Causticum
Schrumpfungsneigung der Sehnen und Bänder	Guaiacum
Schmerzen an den Sehnenansätzen	Kalium bichromicum

Hinweis: Vgl. auch die unter → *Tendopathien* genannten Arzneimittel.

Arnica montana

Traumatisch bedingte Periarthropathien; auch mit ausgeprägten Weichteilschwellungen.

Dosierung: D6, 3 x täglich 5 Tropfen.

Apis mellifica

Stechende brennende Schmerzen mit Bewegungseinschränkung; rötlich-livide ödematöse Schwellung.
Besserung durch Kälteanwendung.

Dosierung: D6, anfangs bis zu stündlich 3 Tropfen, bei eintretender Besserung 3 x täglich 5 Tropfen.

Causticum

Beginnende Gelenkversteifung, Schwächegefühl der Extremität. Gefühl von Anspannung und Verkürzung der Sehnen und Muskeln.
Verschlechterung durch trockene Kälte.

Dosierung: D6, 2 x täglich 1 Tablette.

Guaiacum

Schrumpfungsneigung der Sehnen und Bänder mit Bewegungseinschränkung; stechende Schmerzen.
Verschlechterung durch Bewegung und Wärme.

Dosierung: D6, 2 x täglich 5 Tropfen.

Kalium bichromicum

Schmerzen an Sehnenansätzen, plötzlich kommend und gehend; Knochenschmerzen.
Verschlechterung durch Bewegung und in feuchter Kälte.

Dosierung: D6, 2 x täglich 1 Tablette.

Neuropathien

Unter dem Begriff der Neuropathien werden Neuritiden und Neuralgien unterschiedlichster Ätiologie subsumiert; dazu gehören auch die in der Praxis häufigen Engpaß-Syndrome (z.B. Karpal-Tunnelsyndrom, Brachialgia paraesthetica nocturna).

Symptomatik	Arzneimittel
Wandernde, dumpfe Schmerzen	Aesculus hippocastanum
Nächtliche Parästhesien, Schultersteife	Hedera helix
Parästhesien mit trophischen Störungen	Secale cornutum
Nächtliche Neuralgien	Acidum arsenicosum
Traumatische Nervenläsion	Hypericum perforatum
Paresen	Causticum
Postinfektiöse Paresen	Gelsemium sempervirens

Hinweis: Das Homöopathikum kann auch mit einem Lokalanästhetikum kombiniert als Quaddeltherapie eingesetzt werden. Vgl. auch die unter → *Periarthropathien* und → *Tendopathien* genannten Homöopathika.
Vgl. auch unter → *Degenerative Wirbelsäulenerkrankungen.*

Aesculus hippocastanum

<u>Wandernde, dumpfe Schmerzen</u> im Schulter-Arm-Bereich, Lähmungsgefühl.
Verschlechterung durch Bewegung und in Kälte.

Dosierung: D6, 3 x täglich 5 Tropfen.

Hedera helix

<u>Nächtliche Parästhesien und Bewegungseinschränkung</u> von Schulter und oberer Extremität.
Besserung durch Massieren und Schütteln.

Dosierung: D6, 3 x täglich 5 Tropfen.

Secale cornutum

<u>Parästhesien</u> der Extremitäten <u>mit beginnenden trophischen Störungen</u>.
Versuch auch beim Morbus Sudeck.

Dosierung: D4, D6, 3 x täglich 5 Tropfen.

Acidum arsenicosum (Arsenicum album)

<u>Neuralgiforme Schmerzen und Parästhesien mit nächtlicher Verschlechterung</u> (z.B. Versuch auch bei medikamentös oder stoffwechselbedingter Polyneuropathie).

Dosierung: D12, 2 x täglich 5 Tropfen.

Hypericum perforatum

<u>Traumatische Nervenläsion</u> (direkt oder indirekt) bei unterschiedlicher Lokalisation.

Dosierung: D6, 3 x täglich 5 Tropfen.

Causticum

Paresen unabhängig der Ätiologie und Lokalisation.
Verschlechterung durch trockene Kälte.

Dosierung: D6, 2 x täglich 1 Tablette.

Gelsemium sempervirens

Postinfektiöse Paresen unterschiedlicher Lokalisation.

Dosierung: D12, 2 x täglich 5 Tropfen.

Hinweis: Bei lange zurückliegenden Ereignissen ist ein
Versuch mit Einzelgaben von D30 und D200
(jeweils in mehrwöchigen Abständen) oder mit
LM-Potenzen (z.B. LM VI, 1 x täglich 3 Tropfen)
angezeigt.

IV Orthopädie

Morbus Scheuermann

Morbus Scheuermann ist eine häufige Erkrankung zumeist der Brustwirbelsäule im Wachstumsalter als fixierte kyphotische Fehlhaltung.
Im wesentlichen werden folgende Homöopathika eingesetzt, wobei ihre Auswahl sich insbesondere an personotropen Kriterien orientiert *(vgl. Seitenangabe).*

Calcium carbonicum → Seite 79

Calcium fluoratum → Seite 79

Calcium phosphoricum → Seite 79

Phosphorus → Seite 20

Acidum silicicum → Seite 21

Aseptische Knochennekrosen

Aseptische Knochennekrosen (Osteochondrosen) sind eine Gruppe von Skeletterkrankungen, die bei unterschiedlicher Lokalisierung vorwiegend am wachsenden Skelett auftreten.
Neben den individuellen Konstitutionsmitteln (vgl. Seite 18) kann bei Beachtung des Phänotyps die Homöotherapie wie folgt begonnen werden (Initialtherapie über 6–8 Wochen):

Calcium carbonicum

Adipöser, phlegmatischer Typ ohne Eigeninitiative. Verspätete Entwicklung; mangelnde Spannkraft. Pastöses Gewebe bei Neigung zu verschleppten Krankheitszuständen, insbesondere der Atemwege, der Haut und der Gelenke; Lymphknotenschwellung. Neigung zu rezidivierenden Gastro-Enteritiden mit saurem Geruch. Unverträglichkeit von Kälte, von Milch; starke Kopfschweiße.

Dosierung: D12, 2 x täglich 1 Tablette.

Calcium fluoratum

Hyperaktiver, oft aggressiver und hypomaner Typ. Eher schwach entwickelte Muskulatur, schlaffe Bänder und primär überstreckbare Gelenke.
Verschlechterung durch Druck und Berührung sowie durch Wärme.

Dosierung: D12, 2 x täglich 1 Tablette.

Calcium phosphoricum

Asthenischer, hochgeschossener Typ, sehr wendig, schreckhaft, unentschlossen und ungeduldig. Leicht erschöpfbar, Inappetenz; Kopfschmerzen (»Neurasthenie«). Bevorzugt werden pikante und geräucherte Speisen. Große Empfindlichkeit gegen Kälte und Nässe.

Dosierung: D12, 2 x täglich 1 Tablette.

Hinweis: Als Zwischenmittel eignet sich bei den genannten Homöopathika Tuberkulinum Koch D30 (1 Amp. s.c. im Abstand von 4 Wochen, insgesamt 3mal) sowie abschließend D200 (1 Amp. s.c. 1mal).

Außerdem haben sich Einzelgaben von Acidum
silicicum (Silicea) D30 bewährt (1 x wöchentlich
5 Tropfen).
Die *Eigenblut-Behandlung* sollte als biologische
Basistherapie zusätzlich durchgeführt werden
→ Seite 88.

Osteomyelitis

Insbesondere die chronischen Formen (primär und
sekundär) der Osteomyelitis können mit Homöopathika
behandelt werden; bei akuten Formen adjuvant resp. zu
Behandlungsbeginn eignet sich folgende Mischinjektion
i.v.:

Zur Initialtherapie: Lachesis D12
                                Echinacea D4
                                Pyrogenium D30 aa

danach: Lachesis D12
                                Echinacea D4
                                Mercurius solubilis D12 aa
2 x täglich 1 Amp. (längstens 10 Tage).

Symptomatik	Arzneimittel
Chronische Osteomyelitis	Acidum hydrofluoricum
Chronische Osteomyelitis, Fistelbildung	Calcium fluoratum
Osteomyelitis, Gelenkbefall	Kalium jodatum
Chronische Osteomyelitis, Knochenschmerzen	Aurum metallicum
Brennende Schmerzen	Phosphorus

Hinweis: Die *Eigenblut-Behandlung* sollte als biologische Basistherapie zusätzlich durchgeführt werden → Seite 88.

Acidum hydrofluoricum

Chronische Osteomyelitis bei typischem Lokalbefund; Fistelbildung, beständige Sekretion, die übelriechend und wundmachend ist.

Dosierung: D12, 2 x täglich 5 Tropfen.

Calcium fluoratum

Bei chronischer Osteomyelitis als Komplementärmittel zu Acidum hydrofluoricum.

Dosierung: D6, D12, 2 x täglich 1 Tablette.

Hinweis: Zunächst über 4 Wochen Acidum hydrofluoricum, danach Calcium fluoratum; auch mit Zwischengaben von Acidum silicicum (Silicea) D30 1–2 x wöchentlich 5 Tropfen oder 1 Amp. i.v.

Kalium jodatum

Große Schmerzhaftigkeit bei subakuter Osteomyelitis, auch mit Gelenkbefall.
Verschlechterung nachts und bei feuchter Witterung.

Dosierung: D6, 2 x täglich 1 Tablette.

Aurum metallicum

Knochenschmerzen bei langjähriger Osteomyelitis mit
Verschlechterung durch kaltes Wetter.
Phänotypisch: Habitus apoplecticus mit Depressionen.

Dosierung: D12, 2 x täglich 1 Tablette,
            D30, 1–2 x wöchentlich 1 Tablette.

Phosphorus

Brennende Schmerzen, allgemeines Schwächegefühl, auffallende Blutungsneigung; chronische Osteomyelitis.
Phänotypisch: lebhafter Patient mit Überempfindlichkeit
gegen Sinneseindrücke.

Dosierung: D12, 2 x täglich 5 Tropfen,
            D30, 1–2 x wöchentlich 5 Tropfen.

Hinweis: Als Zwischenmittel eignet sich Luesinum D30
         (1 Amp. s.c. im Abstand von 4 Wochen, insge-
         samt 3mal) sowie abschließend D200 (1 Amp.
         s.c. 1mal).

V Traumatologie

Neben der chirurgischen Versorgung (einschl. Tetanus-Schutz!) sind Homöopathika eine sinnvolle Therapie-erweiterung, da sie ex juvantibus analgetisch, antiphlogi-stisch und resorptionsfördernd wirken.

Symptomatik	Arzneimittel
Großflächige Weichteil-schwellung	Arnica montana
Distorsion mit Bänderzerrung und Kapseldehnung	Ruta graveolens
Zustand nach Verrenkung, Verhebung	Rhus toxicodendron
Schlecht heilende Fraktur	Acidum silicicum
zur Kallusbildung	Calcium fluoratum
zur Kallusbildung	Calcium phosphoricum
Bänderschwäche	Acidum phosphoricum
Verwachsungsbeschwerden	Graphites
Amputationsschmerzen	Allium cepa
HWS-Schleudertrauma, traumatische Neuralgien	Hypericum perforatum
Verzögerte Rekonvaleszenz	Avena sativa
Zustand nach Blutverlusten	Chininum arsenicosum

Arnica montana

Großfläche Weichteilverletzung mit Hämatombildung;
Muskelfaserriß. Allgemeines Wundheilmittel. Postopera-
tive Blutungen; auch bei Wundheilungsstörungen.

Dosierung: D6, 3–4 x täglich 5 Tropfen.

Hinweis: Arnica kann auch prophylaktisch eingesetzt
werden (z.B. 5 Tage präoperativ).

Ruta graveolens

Zustand nach Distorsion mit Bänderzerrung und Kapsel-
dehnung; Hämatombildung.

Dosierung: D4, D6, 3–4 x täglich 5 Tropfen.

Rhus toxicodendron

Zerrungen und Dehnungen infolge von Verrenkung, Ver-
hebung etc.

Dosierung: D12, 2 x täglich 5 Tropfen.

Acidum silicicum (Silicea)

Zustand nach schlecht heilender Fraktur, auch bei Fistelbildung.

Dosierung: D12, 2 x täglich 1 Tablette,
              D30, 1–2 x wöchentlich 1 Tablette.

Calcium fluoratum

Zur Anregung der Kallusbildung.

Dosierung: D12, 2 x täglich 1 Tablette.

Calcium phosphoricum

Zur Anregung der Kallusbildung.

Dosierung: D12, 2 x täglich 1 Tablette.

Hinweis: Beide zuletzt genannten Arzneimittel können auch im Wechsel eingenommen werden.

Acidum phosphoricum

Bei rezidivierenden Bandrupturen bzw. Distorsionen wegen Bänderschwäche (»Schlottergelenke«).

Dosierung: D6, D12, 2 x täglich 5 Tropfen.

Graphites

Schmerzen und Beschwerden nach Operation (Verwachsungen). Narbenkeloid.

Dosierung: D4, D6, 2 x täglich 1 Tablette.

Hinweis: Die Narben können auch 1–3 mal in mehrwöchigen Abständen mit Formicain und Calcium fluoratum D12 als Mischampulle unterspritzt werden (Störfeldbehandlung).

Allium cepa

Neuralgiforme Schmerzen im Amputationsstumpf.

Dosierung: D4, D6, 3 x täglich 5 Tropfen.

Hypericum perforatum

Verletzung von Nervengewebe; auch bei Commotio cerebri sowie nach HWS-Schleudertrauma. Neuralgiforme Schmerzen (»Nervenschmerzen«) mit Parästhesien infolge von Lagerung und Immobilisation.

Dosierung: D4, D6, 2–3 x täglich 5 Tropfen.

Hinweis: Bei frischen Traumen kann Hypericum perforatum auch im Wechsel mit Arnica montana eingesetzt werden. Bei länger zurückliegenden Verletzungen haben sich höhere Potenzen (D30, D200) in seltenen Gaben bewährt (mehrwöchiger Abstand).

Avena sativa

In der Rekonvaleszenz zur Steigerung von Appetit und Hebung des Allgemeinbefindens.

Dosierung: Urtinktur 3–4 x täglich 5 Tropfen.

Chininum arsenicosum

Zustand nach starken Blut- und Sekretverlusten, Wundheilungsfieber; verzögerte Rekonvaleszenz.

Dosierung: D6, 2 x täglich 1 Tablette.

Externa

Entsprechend dem homöopathischen Therapieansatz und seinem Postulat einer systemischen Wirkung hat die Applikation von Externa einen eher adjuvanten Stellenwert. Dies betrifft nicht die physikalische Therapie im weitesten Sinne, sondern den Einsatz von Salben, Gels etc. Neben der oralen oder parenteralen Anwendung des indizierten Homöopathikums kann dennoch eine Lokalbehandlung durchgeführt werden. Im folgenden wird eine Reihe von homöopathischen Arzneimitteln genannt, die als Externa in Form von Salben oder Tinkturen zur Verfügung stehen. Dabei sind die Anwendungs- und Dosierungshinweise zu beachten:

- Salbe, Creme: 2–3x täglich großflächig in die Haut einreiben (Locus dolendi).
- Tinktur: mit Wasser 1:10 verdünnt zu Umschlägen.

Arzneimittel	Arzneiform*	Anwendungsgebiet
Arnica montana	S, T	Hämatom, Weichteilschwellung ohne Hautdefekt, Muskelläsion
Calendula officinalis	S, T	Verletzungen mit Hautdefekt
Echinacea angustifolia	S, T	Entzündliche Traumen
Hamamelis virginica	S, T	phleboarthrotisches Syndrom
Harpagophytum procumbens	S	Arthrosen, Spondylarthrosen
Hypericum perforatum	T	Neuropathie
Ruta graveolens	T	Distorsion, Tendopathie
Sabdariffa	S	phleboarthrotisches Syndrom
* S = Salbe T = Tinktur		

Eigenblut-Behandlung

Als biologische Basistherapie kann die Behandlung mit Eigenblut bezeichnet werden. Sie ist insbesondere bei den entzündlichen rheumatischen Erkrankungen und hier vor allem bei den nicht-mikrobiell bedingten Krankheitsgruppen indiziert. Im Hinblick auf die empirischen Beobachtungen wird sie als eine unspezifische Umstimmungstherapie verstanden. Dabei werden folgende Möglichkeiten genannt, die auch alternierend eingesetzt werden können.

- Eigenblut: venös entnommenes Eigenblut (0,2–0,5 ml) wird allein oder zusammen mit einem Arzneimittel (siehe unten) i.m. injiziert.
- Eigenblutnosode: kapillär entnommenes Eigenblut (1 Tropfen) wird nach homöopathisch-pharmazeutischen Vorschriften weiter verarbeitet (potenziert) und als Dilution peroral appliziert.

Eigenblut

Möglich ist die Behandlung mit Eigenblut (0,2–0,5 ml) zusammen mit

Formica rufa D6 oder D12
im wöchentlichen Wechsel mit
Cortison D12 oder D30

als Mischinjektion i.m. über 10 Wochen. Nach einer vierwöchigen Pause kann die Behandlung erneut durchgeführt werden.

Eigenblutnosode

1 Tropfen Patientenblut
+
99 Tropfen Ethanol 36%:
gemischt und 10 x kräftig
geschüttelt → C1 (= erste Centesimalpotenz).

1 Tropfen C1
+
99 Tropfen Ethanol 36%:
gemischt und 10 x kräftig
geschüttelt → C2 (= zweite Centesimalpotenz).
u.s.w.

(Die Herstellung der benötigten Potenzen kann über die Apotheke als Rezeptur hergestellt werden, wobei der Ausgangsstoff die 1. Centesimalpotenz darstellt).

Übliche Arzneistärken (Potenzen) und deren *Dosierung* sind

C5: 3 x pro Woche morgens nüchtern 5 Tropfen,
C7: 2 x pro Woche morgens nüchtern 5 Tropfen,
C9: 2 x pro Woche morgens nüchtern 5 Tropfen,
C12: 1 x pro Woche morgens nüchtern 5 Tropfen;
     jeweils über 4 Wochen.

Literaturhinweise

Als Basistext empfiehlt sich für das vorliegende Buch

Wiesenauer, M.: Praxis der Homöopathie, Hippokrates, Stuttgart 1985.

Als weiterführende Literatur – allgemein und speziell – empfehlen sich
Braun, A.: Methodik der Homöopathie, 3. Aufl. Iso, Regensburg 1985
Charette, G.: Homöopathische Arzneimittellehre, 2. Aufl. Hippokrates, Stuttgart 1985
Köhler, G.: Lehrbuch der Homöopathie, Band 1, 5. Aufl. Hippokrates, Stuttgart 1988
– Lehrbuch der Homöopathie, Band 2. Hippokrates, Stuttgart 1986
Mezger, J.: Gesichtete homöopathische Arzneimittellehre, 5. Aufl. Haug, Heidelberg 1984
Quilisch, W.: Die homöopathische Praxis, 3. Aufl. Hippokrates, Stuttgart 1987
Schimmel, K.-Ch. (Hrsg.): Lehrbuch der Naturheilverfahren, Band. 1. Hippokrates, Stuttgart 1986
– Lehrbuch der Naturheilverfahren, Band. 2. Hippokrates, Stuttgart 1987

Periodika
Allgemeine homöopathische Zeitung, Haug Verlag, Heidelberg
Erfahrungsheilkunde, Haug Verlag, Heidelberg
Ärztezeitschrift für Naturheilverfahren, Med.-lit. Verlag, Uelzen
Zeitschrift für Phytotherapie, Hippokrates Verlag, Stuttgart
Therapeutikon, G. Braun Verlag, Karlsruhe

Adressenverzeichnis

Deutscher Zentralverein homöopathischer Ärzte (DZVhÄ)
Linkenheimer Landstraße 113, 7500 Karlsruhe 31

Gesellschaft der Ärzte für Erfahrungsheilkunde
Fritz-Frey-Straße 21, 6900 Heidelberg

Zentralverband der Ärzte für Naturheilverfahren (ZÄN)
Bismarckstraße 3, 7290 Freudenstadt

Über diese Adressen können die Termine für die Fortbildungsveranstaltungen in der Bundesrepublik Deutschland einschließlich Berlin-West erfragt werden.

Alle drei Ärzte-Gesellschaften veranstalten auch die Weiterbildungskurse für die Zusatzbezeichnungen »Homöopathie« und »Naturheilverfahren«.
Die Genehmigung zum Führen der Titel wird von der zuständigen Landesärztekammer ausgesprochen.

Arzneimittelverzeichnis

Sachverzeichnis